HALITOSE

"O médico nunca se forma."
autor desconhecido

HALITOSE
Fundamentos, Diagnóstico e Tratamento

Régis Dewes
Médico-Otorrinolaringologista
Assistente do Serviço de Otorrinolaringologia do
Hospital Beneficência Portuguesa de Porto Alegre e da
Clínica Dr. Wilson Dewes, RS

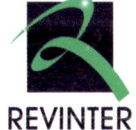

REVINTER

Halitose – Fundamentos, Diagnóstico e Tratamento
Copyright © 2016 by Livraria e Editora Revinter Ltda.

ISBN 978-85-372-0644-7

Todos os direitos reservados.

É expressamente proibida a reprodução
deste livro, no seu todo ou em parte,
por quaisquer meios, sem o consentimento,
por escrito, da Editora.

Contato com o autor:
rd@clinicadewes.com.br

CIP-BRASIL. CATALOGAÇÃO-NA-FONTE
SINDICATO NACIONAL DOS EDITORES DE LIVROS, RJ

CD513h

Dewes, Régis
  Halitose / Régis Dewes. - 1. ed. - Rio de Janeiro : Revinter, 2016.
  il.

Inclui bibliografia e índice
ISBN 978-85-372-0644-7

1. Ciências médicas. I. Título.

15-24510   CDD: 610
                                            CDU: 61

A responsabilidade civil e criminal, perante terceiros e perante a Editora Revinter, sobre o conteúdo total desta obra, incluindo as ilustrações e autorizações/créditos correspondentes, é do(s) autor(es) da mesma.

Livraria e Editora REVINTER Ltda.
Rua do Matoso, 170 – Tijuca
20270-135 – Rio de Janeiro – RJ
Tel.: (21) 2563-9700 – Fax: (21) 2563-9701
livraria@revinter.com.br – www.revinter.com.br

DEDICATÓRIA

Ao meu pai, Wilson Dewes, colega de profissão, e minha mãe, Lenice Skrebsky Dewes, muito obrigado por tudo.

AGRADECIMENTOS

Agradeço ao Ismael Canepelle e Greicy Weschenfelder pelos profundos ensinamentos literários. À minha secretária Alexandra Geroldi, aos meus amigos, em especial Júlio César Rodrigues e Tairone Severo, pelo apoio em todos os momentos.

APRESENTAÇÃO

A halitose não pode ser considerada somente como um fenômeno oral. Diversos compostos químicos voláteis repulsivos são produzidos também fora da boca. Neste sentido, o desenvolvimento de uma "relação simbiótica" entre o médico, dentista, nutricionista e outros profissionais da saúde torna-se fundamental na resolução ou controle deste desconforto.

Esta obra expressa a revisão bibliográfica de mais de mil artigos científicos sobre o tema, além de livros sobre microbiologia, biofilmes, biomarcadores voláteis, controle de odores e outros.*

Contribui com uma via consistente de informações para todos os profissionais da saúde que desejam aprofundar-se no conhecimento deste intrigante fenômeno.

---

*Por motivo de espaço, foram colocadas somente as referências bibliográficas mais frequentes.

PREFÁCIO I

Foi com grata surpresa e sentimento de honra que recebi o convite para prefaciar esta obra, juntamente com meus amigos Dr. Alexandre Felippu Neto e Dr. Geraldo Jotz. Se receber o convite foi uma grande honra, maior ainda foi a satisfação de perceber que este livro foi magnificamente elaborado pelo Dr. Régis Dewes. *Halitose – Fundamentos, Diagnóstico e Tratamento* é uma daquelas obras de vanguarda, que veio no momento certo para preencher uma lacuna dentro da nossa especialidade. A halitose constitui um sério problema social, que afeta grande parte da população. Tanto o diagnóstico quanto o tratamento quase sempre são complexos, sendo necessário um amplo conhecimento do que vai muito além dos limites da cavidade bucal. Por isto, ninguém mais bem indicado do que os médicos, como otorrinolaringologista, cirurgião de cabeça e pescoço, endoscopista, pneumologista, entre outros, para fazer uma abordagem ampla e completa do paciente, vendo-o como um todo.

Seguramente, este trabalho, escrito de forma sucinta e de fácil leitura, mas com enorme retaguarda, com base em centenas de publicações científicas pacientemente pesquisadas pelo autor, constitui uma referência obrigatória para todos aqueles que se engajam na solução deste problema. Convicto de que o conhecimento aqui encontrado se multiplicará nas mãos de colegas médicos e outros profissionais, e que assim trará grandes benefícios aos pacientes, parabenizo o autor com louvor e recomendo o livro a todos os interessados no assunto.

Domingos H. Tsuji
Professor Livre Docente e Associado da
Disciplina de Otorrinolaringologia da Faculdade de Medicina da USP

PREFÁCIO II

Ganharíamos muito se todos os livros médicos fossem, de fato, úteis. Este é. Cada frase traz embutida uma pesquisa bibliográfica minuciosa e absolutamente necessária ao tema e o texto, com base em longa experiência pessoal, é contidamente reflexivo, o que traz seriedade e respeito. Mau hálito é algo comum e profundamente desagradável; por isto mesmo, sofrendo historicamente discreto e injustificável preconceito científico, o que torna esta obra surpreendente, atual e necessária. O objetivo final de toda publicação médica é o paciente e este foi, sem dúvida, alcançado.

Alexandre Felippu Neto
Diretor do Instituto Felippu de Rinologia e Otolaringologia

PREFÁCIO III

O Dr. Régis Dewes fez, nesta obra, uma grande revisão de um tema muitas vezes obscuro tanto para o paciente como para o médico. A origem e a composição química da halitose são pontos cruciais para se planejar o seu tratamento. Como bem descrito pelo Dr. Dewes, muito se justificou como causas fatores bucais, amigdalianos, gástricos e/ou pulmonares. Entretanto, observa-se neste livro a ser incorporado pela literatura médica que muitos outros fatores estão envolvidos na gênese da halitose e no seu difícil controle. Haja vista que quando existem diversas formas de tratar um determinado sinal ou sintoma é por que nenhuma é 100% efetiva. Por outro lado, quando temos a felicidade de identificar o foco causador desta patologia, o seu tratamento se torna mais eficaz. Estas considerações retratam o longo trabalho que o Dr. Régis Dewes tem tido nos últimos anos em busca de uma solução para um problema não somente médico, mas principalmente social.

O Dr. Régis Dewes é um médico-otorrinolaringologista dedicado a abordagens diagnósticas e terapêuticas inovadoras na área otorrinolaringológica, tendo demonstrado, neste trabalho, uma ampla visão do tema que se inicia com esta publicação e fomenta, de forma grandiosa, a preocupação que devemos ter com este sinal (de algo que não está bem!) / sintoma (pouco agradável que por vezes gera exclusão social!) chamado halitose e um novo modo de pensar e agir em busca de uma solução mais definitiva.

Prof. Dr. Geraldo Pereira Jotz
Professor Titular do Departamento de Ciências Morfológicas da Universidade Federal do Rio Grande do Sul
Chefe do Serviço de Otorrinolaringologia e Cirurgia de Cabeça e Pescoço do Hospital Beneficência Portuguesa de Porto Alegre

COLABORADORES

CARLOS HENRIQUE DULLIUS, PhD
Universität Konstanz, Department of Biology, Germany
Bioquímica da halitose

IL GYU KANG, PhD
Department of Otolaryngology – Head and Neck Surgery,
Gachon University Gil Medical Center, Incheon,
South Korea
Tonsilas palatinas e a halitose

VINEET VAMAN KINI, MDS
Department of Periodontic MGM Dental College and MGM Hospital
Kamothe, Navi Mumbai, India
Halitose e o cirurgião-dentista

SUMÁRIO

1 INTRODUÇÃO 1
  Régis Dewes

2 FUNDAMENTOS 3
  Régis Dewes

3 BIOQUÍMICA DA HALITOSE 7
  Régis Dewes ■ Carlos Dullius

4 HALITOSE INTRAORAL 13
  Régis Dewes

5 PRINCIPAIS FATORES ENVOLVIDOS NA PRODUÇÃO DOS METABÓLITOS VOLÁTEIS 15
  Régis Dewes

6 NUTRIENTES, FATORES LOCAIS, SISTÊMICOS E ESTILO DE VIDA 23
  Régis Dewes

7 MENSURAÇÃO DA HALITOSE 33
  Régis Dewes

8 TRATAMENTO DA HALITOSE INTRAORAL 39
  Régis Dewes

9 XEROSTOMIA E SEU TRATAMENTO 49
  Régis Dewes

10 MEDICINA COMPLEMENTAR E ALTERNATIVA 55
  Régis Dewes

11 OUTRAS ABORDAGENS NÃO FARMACOLÓGICAS . . . 59
  Régis Dewes

SUMÁRIO

12 HALITOSE EXTRAORAL NÃO HEMATOGÊNICA 61
Régis Dewes

13 TONSILAS PALATINAS E A HALITOSE 69
Régis Dewes ■ Il Gyu Kang

14 HALITOSE GASTROESOFÁGICA 75
Régis Dewes

15 HALITOSE EXTRAORAL HEMATOGÊNICA 79
Régis Dewes

16 HALITOSE E O CIRURGIÃO-DENTISTA 89
Vineet Vaman Kini ■ Régis Dewes

REFERÊNCIAS BIBLIOGRÁFICAS 111

ÍNDICE REMISSVO 119

HALITOSE

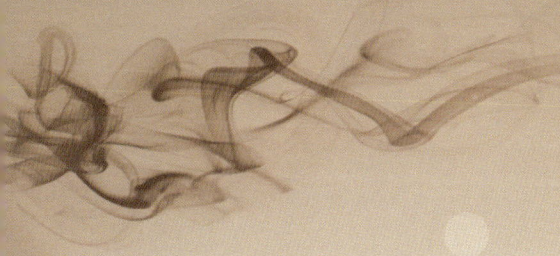

# 1
## INTRODUÇÃO
// Régis Dewes

O conhecimento científico sobre a halitose não se concentra somente em sua questão social, mas tem-se expandido em verificar a associação entre os odores e determinadas doenças. Em um mundo competitivo, criam-se desvantagens sociais, psicológicas e os pacientes passam anos desconhecendo seu problema ou sofrendo antes de buscar tratamento. Considerado um dos mais desagradáveis aspectos da interação humana, muitas vezes apenas sinaliza uma higiene oral deficitária. Entretanto, pode estar correlacionada com diferentes alterações, como hepatite, doenças metabólicas, esquizofrenia ou, até mesmo, ser considerado o preditor de um acidente vascular encefálico.[1]

É fato que a halitose, também conhecida por *fetor oris, fetor ex oris*, mau odor oral ou mau hálito é um forte tabu. Seu tratamento pode exigir muito mais do que escovar os dentes, mascar chicletes ou usar enxaguantes. Em determinadas situações são necessárias abordagens mais complexas, como manipulação da microbiota oral, intestinal e, até mesmo, intervenções cirúrgicas.[2]

A corrente de ar expiratória apresenta mais do que água, oxigênio, gás carbônico, partículas de proteínas, bactérias e vírus. Milhares de compostos voláteis originados em nosso organismo e no meio ambiente são exalados, espalhando-se pelo ar. Muitas dessas moléculas contribuem para a halitose e são influenciadas por diferentes fatores como idade, sexo, dieta, *status* psicológico, doenças ou herança genética. Os indivíduos com halitose, na maior parte das vezes, não percebem seus próprios odores. Para aqueles que se queixam, devemos estar atentos de que esse fenômeno não é uma alteração gustativa ou do olfato, mas um desagradável odor detectado em alguém que fala ou respira.

2
FUNDAMENTOS
Régis Dewes

Nos últimos anos, a halitologia tem recebido grande atenção da ciência. A avalanche de conhecimentos sobre a halitose, principalmente após 1995, quando surgiram várias publicações científicas sobre o tema, fez com que várias áreas de estudo estivessem envolvidas no seu entendimento. Apesar desse esforço, importantes tópicos como prevalência, classificação e até mesmo sua definição ainda não são universalmente aceitos, o que tem gerado confusões em seu diagnóstico e tratamento. Segundo diferentes autores, de 2 a 87% das pessoas apresentam este desconforto, com prevalência igual ou distinta entre homens e mulheres. A grande disparidade desses números pode ser justificada pela não padronização nos critérios diagnósticos. Muitas informações epidemiológicas são baseadas somente na autopercepção do odor. Soma-se a isso o desafio na análise do grande número de compostos químicos envolvidos na halitose. Portanto, não é possível precisar, de maneira adequada, sua prevalência.[3]

Entre as diversas propostas para se classificar a halitose, dois esquemas têm-se destacado, embora não sejam totalmente aceitos. Ambas classificações diferenciam a halitose em intra e extraoral, obedecendo à recomendação corrente (Figs. 2-1 e 2-2).[4]

Em contraste com a halitose intraoral, o mau odor advindo fora da boca, subdivide-se em halitose extraoral hematogênica e não hematogênica. A halitose extraoral hematogênica envolve compostos produzidos em qualquer local do corpo. Esses são transportados na corrente sanguínea e eliminados pelo pulmão. Nesse caso, pode estar acompanhada por odor corporal, pois os gases não são apenas emitidos pela respiração, mas pelo suor e outros fluidos.

2 FUNDAMENTOS

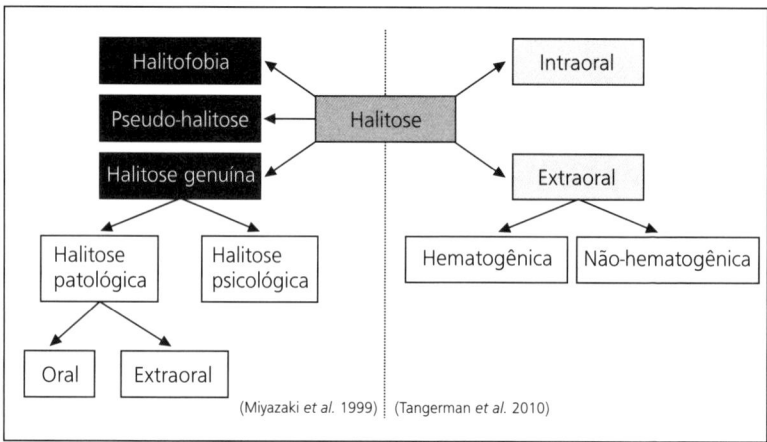

Fig. 2-1.

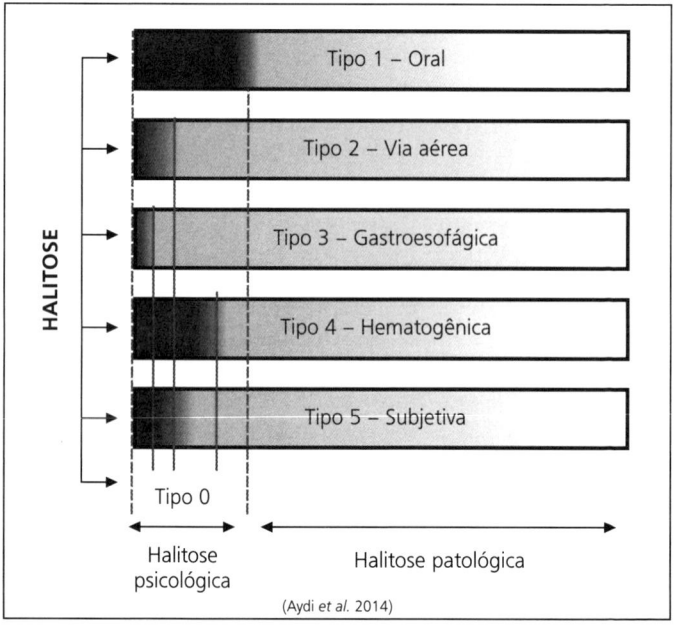

Fig. 2-2.

Nesse tipo de halitose, percebe-se o odor tanto pelo nariz quanto pela boca.

A halitose extraoral não hematogênica se refere aos gases originados diretamente no trato respiratório, assim como no trato digestório superior e que não são transportados na corrente sanguínea. Outro modelo de classificação tem sido proposto, dividindo a halitose objetiva em tipos:

1. Oral.
2. Diretamente do trato respiratório.
3. Trato gastrointestinal.
4. Hematogênica.
5. Subjetiva[5].

Nesta última, também chamada de pseudo-halitose, somente o paciente percebe o odor.[6]

3
BIOQUÍMICA DA HALITOSE

Régis Dewes ▪ Carlos Dullius

Ainda não existe um consenso sobre a bioquímica do mau odor. Assim como muitos odores desagradáveis encontrados na natureza, os gases irritantes, emanados por alguém, durante sua fala ou respiração, geralmente se formam pela degradação de proteínas por bactérias anaeróbicas. Qualquer condição que favoreça o desenvolvimento de bactérias anaeróbias tem a capacidade de produzir odor desagradável. Se analisarmos os gases odoríferos dispersos na natureza, verificaremos que muitos desses são encontrados em nosso corpo.

No passado, acreditava-se que *fetor oris* era somente decorrente das tonsilas, alterações gástricas ou pulmonares. Atualmente, é visto como um processo altamente complexo que se desenvolve em diferentes locais do corpo humano, principalmente na cavidade oral, que serve de *habitat* para um grande número de bactérias produtoras de diversas moléculas voláteis. Biologicamente, nosso organismo pode produzir diferentes gases ofensivos, como ácidos graxos, compostos nitrogenados e, principalmente, os sulforosos, que são considerados os maiores responsáveis pela halitose.[7]

Os aminoácidos são os principais substratos das vias metabólicas envolvidas na halitose. A degradação desses, como o triptofano, serve de base para a produção de gases, muitas vezes repulsivos, como o indol (C_8H_7N) e o escatol (C_9H_9N), enquanto a descarboxilação das proteínas contidas em aminoácidos, como lisina ($C_6H_{14}N_2O_2$) e na ornitina ($C_5H_{12}N_2O_2$), é responsável pela produção de compostos diamínicos como a cadaverina ($C_5H_{14}N_2$).[5] As diferentes categorias de substratos e correspondentes moléculas voláteis envolvidas em casos de halitose estão demonstradas no Quadro 3-1.

3 BIOQUÍMICA DA HALITOSE

Quadro 3-1 Demonstrativo de diferentes categorias de substratos e correspondentes moléculas voláteis envolvidas em casos de halitose[5]

Categorias	Compostos
Compostos sulfurosos	Metil mercaptana: CH_3SH Sulfeto de hidrogênio: H_2S Dimetil sulfeto: $(CH_3)_2S$
Diaminas	Putrescina: $NH_2(CH_2)_4NH_2$ Cadaverina: $NH_2(CH_2)_5NH_2$ Butirato: $CH_3CH_2CH_2COOH$ Propionato: CH_3CH_2COOH Valerato: $C_5H_{10}O_2$
Compostos fenílicos	Indol: C_8H_7N Scatol: C_9H_9N Piridina: C_5H_5N
Alcoóis	1-propoxi-2-propanol: $C_6H_{14}O_2$
Alcalinos	2-metil-propano: C_4H_{10}
Compostos nitrogenados	Ureia: $(NH_2)_2CO$/Amônia: NH_3
Corpos cetônicos	Acetona: C_3H_6O

Fonte: Bollen and Beikler, 2012.

COMPOSTOS VOLÁTEIS SULFUROSOS

Os compostos sulforosos contribuem para o sabor e aroma de uma grande lista de alimentos, estão entre as substâncias mais odoríferas da natureza, podendo ser detectados até mesmo em baixíssimas concentrações.

Nas décadas de 1960 e 1970, os trabalhos científicos realizados pelo pesquisador Joseph Tonzetich et al. demonstraram, pela primeira vez, que as moléculas voláteis sulfurosas são produzidas na cavidade oral e exaladas, causando mau odor. Esses estudos deram suporte à hipótese sustentada pelo dentista americano George L. Grapp que, já na década de 1930, descobriu que a parte dorsal da língua é a maior fonte causadora de mau odor. Dentre essas moléculas são destacados o sulfeto de hidrogênio (H_2S), a metil mercaptana (CH_3SH) e o dimetil sulfeto $(CH_3)_2S$.[8]

O sulfeto de hidrogênio e a metil mercaptana são considerados os principais responsáveis pela halitose intraoral. São formados pela atividade metabólica sobre aminoácidos sulfurosos, tanto da microbiota normal quanto pela patológica. Utilizando uma via metabólica fermentativa, que ocorre sob condições de anaerobiose, o aminoácido cisteína ($C_3H_7NO_2S$), presente na cavidade oral, é a principal rota de formação de íons de enxofre S^2 (equação abaixo), que são os precursores do sulfeto de hidrogênio.

$$C_3H_7NO_2S + H_2O \rightarrow C_3H_4O_3 + NH_3 + S^{2-} + 2H^+$$

Esse gás está envolvido, também, em outros processos, como memória, neurodegeneração, reações inflamatórias e pressão arterial. Seu odor é descrito como sendo semelhante a ovos em decomposição e pode ser percebido mesmo em baixas concentrações. Quando existe grande aumento de seus níveis, passa a ser percebido de maneira agradável, pois ocorre uma paralisia do nervo olfatório. Em altas concentrações, possui efeito tóxico e até mesmo letal em ambientes anaeróbicos ou com concentrações muito baixas de oxigênio. Segundo recente estudo,[9] a exposição contínua do sulfeto de hidrogênio pode contribuir para progressão do carcinoma escamocelular na cavidade oral. Em contraste, outro estudo[10] indica que o H_2S diminui a incidência desse câncer.

O H_2S é considerado o principal componente do mau odor matinal, muitas vezes descrito como fisiológico. Sua produção ocorre, principalmente, nas regiões posteriores da língua e em menor escala no sulco subgengival, podendo estar associado à doença periodontal.

A metil mercaptana é sugerida como o principal gás da halitose patológica, como na periodontite. Origina-se de reações metabólicas sobre o aminoácido sulfuroso metionina. A *Candida albicans* também produz metil mercaptana.[11] A descrição clássica do seu odor, dependendo da concentração, lembra o cheiro de repolho degradado. Tanto o sulfeto de hidrogênio como a metil mercaptana são formados no intestino e, segundo alguns estudos, não são eliminados na respiração, pois reagem com proteínas do sangue, neutralizando-se. Entretanto, recente estudo verificou a presença do sulfeto de hidrogênio no ar exalado pelo nariz, o que pode significar que este gás, originado fora da cavidade oral, pode ser carreado pelo sangue.

O metabólito sulforoso dimetil sulfeto é descrito como o principal responsável da halitose extraoral. Não é produzido por bactérias da boca. Por ser uma molécula neutra, consegue ser transportado pela corrente sanguínea até os alvéolos. Produz um hálito semelhante ao repolho, sendo detectado mesmo em concentrações relativamente baixas. Assim como o sulfeto de hidrogênio e a metil mercaptana e outros gases sulforosos, o dimetil sulfeto também é encontrado no meio ambiente em decorrência de várias atividades, como a compostagem ou fabricação de papel. O dimetilsulfeto (DMS) é um importante componente do aroma de ampla variedade de alimentos e bebidas.[12]

COMPOSTOS NITROGENADOS

Os compostos nitrogenados derivam do metabolismo de aminoácidos sob condições anaeróbicas, em baixo pH. A amônia, com seu odor adocicado e desagradável, é o principal representante deste grupo. A maior parte desse composto é produzida dentro da cavidade oral, provavelmente pela ação de bactérias ou enzimas (urease). A urease é produzida por bactérias orais, como a *Actinomyces naeslundii*. O aumento da amônia pode significar a presença da doença periodontal. Senilidade, ingesta proteica, vitamina B2, infecção pelo *Helicobacter pylori* e insuficiência renal são apontados como fatores que elevam o nível de amônia no ar expirado.[13]

Sugere-se que a concentração dos compostos sulforosos na cavidade oral seja proporcional à quantidade de amônia, pois utilizam o mesmo aminoácido (metionina) como substrato. Tanto os compostos sulforosos quanto a amônia diminuem com a remoção da saburra.

Alguns autores citam outros compostos nitrogenados na halitose, como a cadaverina e a putrescina, que são produzidas na cavidade oral, também a partir de aminoácidos em condições anaeróbias. Apresentam baixa volatilidade, ocorrendo em pH alto.

O indol é formado a partir do metabolismo do aminoácido triptofano, tanto na cavidade oral quanto no intestino. Em baixas concentrações apresenta odor floral, sendo encontrado em perfumes e alguns vinhos. Concentrações maiores apresentam odor fecal.

A trimetilamina é um gás originado, principalmente, do metabolismo da colina, na microbiota intestinal. Esse composto nitroge-

BIOQUÍMICA DA HALITOSE 3

nado, quando em baixas concentrações, apresenta odor de repolho e; em concentrações maiores, peixe em decomposição.[14]

ÁCIDOS GRAXOS VOLÁTEIS

Ácidos graxos voláteis, como ácido acético, ácido butírico e isovalérico são produzidos pela fermentação de carboidratos e lipídios por bactérias da cavidade oral e intestino, também em condições anaeróbias. São descritos como tendo odor râncico, pouco voláteis e necessitam de grande concentração para serem detectados.[15]

ALDEÍDOS E ACETONA

O acetaldeído é uma molécula que, ao se volatilizar, apresenta odor adocicado e pungente, sendo formado em diversos tecidos do corpo humano. Pode ser produzido pela atividade bacteriana oral e gastrointestinal. Geralmente, está associado à ingesta de etanol, mas pode ser verificado em indivíduos que não o ingeriram.

A acetona é um dos compostos orgânicos voláteis mais abundantes na respiração. É produzida, principalmente, no fígado, por diferentes reações metabólicas envolvendo o catabolismo de ácidos graxos, e apresenta odor adocicado e repulsivo. A maior parte de sua produção é sistêmica, mas pode ser produzida por bactérias na cavidade oral.

Outras substâncias são descritas:

A) Propanol.

B) Pentanona de odor frutificado, semelhante à acetona.

O dissulfeto de carbono pode estar aumentado em pacientes esquizofrênicos, conferindo odor semelhante ao éter.[16]

11

4
HALITOSE INTRAORAL
Régis Dewes

Cerca de 90% dos casos de halitose tem origem na cavidade oral.[14] Material orgânico, que inclui resíduos alimentares, fluido gengival crevicular, placa interdental, descamação epitelial, sangue e secreção pós-nasal são degradados, principalmente por bactérias anaeróbias, tanto comensais como patogênicas, liberando metabólitos voláteis odoríferos.

Várias condições interferem na gênese de metabólitos voláteis odoríferos na boca. Geralmente, a liberação desses gases é favorecida quando existe baixa concentração de oxigênio, pouca oferta de carboidratos e o pH apresenta-se em valores fisiológicos. O pH oral inferior a 7 geralmente está associado à inibição dos principais gases do mau odor.[17]

5

PRINCIPAIS FATORES ENVOLVIDOS NA PRODUÇÃO DOS METABÓLITOS VOLÁTEIS

Régis Dewes

MICROBIOTA

Todos os seres humanos contêm um microbioma oral personalizado que começa a ser colonizado desde o primeiro contato materno, sendo formada por bactérias, protozoários, vírus e fungos. Um dos primeiros microrganismos a se instalar na boca é a bactéria Gram-positiva *Streptococcus salivarius*. A região posterior da língua é o maior nicho dessa bactéria, e os indivíduos sem halitose apresentam seus níveis elevados.

Sabemos que, na grande maioria dos casos, o mau hálito deriva da atividade bacteriana dentro da cavidade oral. Nesta região, centenas de espécies estão distribuídas em diferentes espaços e utilizam uma variedade de substratos orgânicos. A população microbiana da cavidade oral pode ser dividida de acordo com os substratos utilizados e a tolerância ao oxigênio. As bactérias Gram-positivas geralmente empregam os carboidratos como sua fonte de energia. Por outro lado, as bactérias orais Gram-negativas são consideradas proteolíticas e se desenvolvem em ambientes com pouco oxigênio. Sua fonte de energia é extraída de proteínas, peptídeos e aminoácidos.[8]

A produção de moléculas voláteis ocorre em todos os microrganismos. Muitas bactérias orais, especialmente as anaeróbias Gram-negativas, produzem diferentes gases repulsivos, como o ácido valérico e butírico, putrescina, escatol, além dos compostos sulforosos.

Na infância, a concentração de bactérias anaeróbias, na cavidade oral, é relativamente baixa. Entre os 12 e os 16 anos, possivel-

5 PRINCIPAIS FATORES ENVOLVIDOS NA PRODUÇÃO ...

mente pela ação dos hormônios sexuais e pela mudança do fluido crevicular gengival ocorre aumento da sua quantidade. Em contraste, nos adultos, as anaeróbias são as principais componentes, entre mais de 750 diferentes espécies bacterianas. Na idade adulta, pode ser cerca de 10 vezes maior do que as aeróbias. Encontramos diferentes superfícies e estruturas na cavidade oral que permitem o desenvolvimento de diferentes comunidades de microrganismos. Por exemplo, as comunidades que colonizam o palato duro são diferentes da região posterior da língua. A densidade bacteriana é muito maior nas regiões posteriores da língua. Estas regiões mais posteriores da língua são os locais de maior produção de compostos voláteis. A microbiota da língua produz concentrações muito maiores de compostos voláteis do que outras pequenas superfícies orais.

A média do pH de todos os sítios da cavidade oral é 6,78. A saliva possui a função de manter as condições ideais para as bactérias pertencentes à flora oral regulando e mantendo o pH. Um pH na faixa de 6,5 controla o crescimento de bactérias produtoras de ácidos. Muitas destas bactérias não sobrevivem com um pH na faixa de 5,5 que pode ser causado no caso de uma alimentação muita rica em carboidratos e proteínas. Por outro lado, a acidificação da cavidade oral dá as condições ideais de crescimento para diversas bactérias do gênero *Lactobacillus*. O ácido lático proveniente da degradação bacteriana dos carboidratos são responsáveis pela desmineralização da superfície dura do dente, aumentando o risco de cáries.

Ainda não está bem estabelecida a base microbiológica do *fetor oris*. Muitas bactérias estão associadas na formação de gases odoríferos. Em pacientes com halitose oral, a concentração de anaeróbios, como *Porphyromonas gingivalis, Tannerella forsythietensis, Treponema denticola* e *Prevotella intermedia* estão elevadas (Quadro 5-1).[18]

A microbiota oral é extremamente dinâmica, principalmente por estar em contínuo contato com o meio ambiente. É composta por uma estrutura complexa de microrganismos que vivem em simbiose e impedem, desta maneira, a prevalência de bactérias indesejáveis. Diversos fatores podem influenciar nesta simbiose, alterando, muitas vezes, o perfil químico dos metabólitos voláteis produzidos nesta região. Como exemplo, temos: queda do fluxo salivar ou no sistema

PRINCIPAIS FATORES ENVOLVIDOS NA PRODUÇÃO ... **5**

Quadro 5-1 Espécies bacterianas responsáveis pela produção de compostos voláteis através de diferentes fontes de substratos[5]

Compostos voláteis	Bactérias
H_2S (da cisteína)	Peptostreptococcus anaerobius P. micros, P. prevotii Eubacterium limosum Bacteroides spp. Centipedia periodontii
H_2S (do soro)	Prevotella intermedia Prevotella loescheii Porphyromonas gingivalis Treponema denticola Selenomonas artermidis
CH_3SH (da metionina)	Fusobacterium nucleatum Fusobacterium periodonticum Eubacterium spp. Bacteroides spp.
CH_3SH (do soro)	Treponema denticola Porphyromonas gingivalis Porphyromonas endodontalis
Outras fontes	Prevotella melaninogenica Tanerella forsythensis Eikenella corrodens Solobacterium moorei Treponema forsythensis Centipeda periodontii Atopobium parvulum

Fonte: Bollen and Beikler, 2012.

imunológico, dieta, higiene oral, idade, enxaguantes, consumo de álcool, ausência de dentes ou uso de dentaduras, antibióticos e outros.

Geralmente, os microrganismos estão organizados em forma de biofilmes aderidos em diversos espaços de nossa boca, como a bolsa periodontal, locais de impactação de resíduos alimentares (entre os dentes), próteses dentárias, aparelhos ortodônticos, *piercing*, placa dentária, retração gengival, língua. Os biofilmes são compostos por uma população de uma ou várias espécies de microrganismos, dispersos em uma matriz extracelular de glicopolissacarídeos, aderindo-se em superfícies bióticas ou abióticas. Além

5 PRINCIPAIS FATORES ENVOLVIDOS NA PRODUÇÃO...

disso, são governados por uma complexa interação com o seu hospedeiro envolvendo fatores físicos, químicos, fisiológicos e genéticos.[19] A formação dos biofilmes se inicia pela adesão de microrganismos nas diversas superfícies da cavidade oral. Nas camadas mais superficiais desses biofilmes predominam as bactérias aeróbias. Em estágios mais avançados deste processo, ocorre um consumo de oxigênio que favorece a proliferação de espécies anaeróbicas, que se localizam em camadas mais profundas. A maturação destes micronichos pode desencadear uma união irreversível com o hospedeiro, por meio de adesões específicas como pontes de hidrogênio e forças de van der Waals, estruturadas de tal forma que apresentam canais por onde penetram os nutrientes. De maneira geral, os biofilmes são bactérias "dormentes" que, sob mudanças ambientais, são capazes de reverter essa hibernação.

Diferentes condições, como cárie, doença periodontal, candidíase, estomatite por dentadura e rejeição de implantes dentários, apresentam o envolvimento dos biofilmes. Sua contribuição na halitose se deve ao fato de serem extremamente resistentes à abordagem mecânica e química. As bactérias da cavidade oral são continuamente submetidas a diferentes forças contrárias à sua permanência, como deglutição, fluxo salivar e higiene oral. Organizar-se desta maneira é fundamental para sua sobrevivência.[7]

A interação dos biofilmes com a mucosa oral é afetada, também, por outros fatores, como a mecânica das forças de mastigação, tipo de revestimento e descamação epitelial. A maioria dos tecidos moles na cavidade oral, exceto a língua, não o acumulam de maneira significativa, principalmente em razão da rápida descamação epitelial. A topografia da língua pode ser um fator importante na retenção destas comunidades bacterianas. Indivíduos com maior profundidade e irregularidades na estrutura papilar da língua retêm, potencialmente, mais biofilme. Já a superfície dos dentes, por ser mais estável, também é um local de grande acúmulo de bactérias.[20]

O desequilíbrio dessas comunidades biológicas pode levar ao aparecimento de patologias ocasionadas por bactérias indesejáveis, como a gengivite. Geralmente associada à higiene oral deficitária e de grande prevalência na população, a gengivite inicia pela colonização de bactérias como *Porphyromonas gingivalis*, que estão presentes

PRINCIPAIS FATORES ENVOLVIDOS NA PRODUÇÃO ...

em suas margens. Sabe-se que entre 10 a 15% dos casos de gengivite evoluem para doença periodontal que, sem tratamento adequado, pode ocasionar a perda de dentes. Soma-se a isto o grande aumento de bactérias anaeróbicas que ocorre nestes pacientes, contribuindo para o mau odor. É importante destacar que a halitose pode estar ausente em indivíduos com doença periodontal.

O *fetor oris* pode resultar da cooperação entre bactérias Gram-positivas e Gram-negativas anaeróbicas. A mucina salivar é uma glicoproteína composta por um núcleo proteico cercado por uma cadeia de carboidratos e atua como importante fonte de aminoácidos para determinadas bactérias. Sua degradação proteolítica requer a remoção prévia deste carboidrato. O *Streptococcus salivarius* e o *Solobacterium moorei* produzem uma enzima capaz de remover a camada, permitindo o acesso de determinadas bactérias associadas a odores, como *Porphyromonas gingivalis*.

Recentemente, verificou-se que a bactéria anaeróbia Gram-positiva *Solobacterium moorei* está presente em 100% dos indivíduos com halitose. Em pH oral mais elevado produz sulfeto de hidrogênio e, possivelmente, em pH ácidos, forma outros metabólitos, como aldeídos, álcool, acetona e ácidos graxos. Sua presença foi verificada no dorso da língua, saliva e bolsa periodontal. Essa bactéria tem sido associada a complicações durante a gestação, doenças cardiovasculares e infecções respiratórias.[20]

Apesar de a língua, região interdental e sulco subgengival serem os principais sítios de produção de gases odoríferos, qualquer local da boca que permita o acúmulo de matéria orgânica e bactérias tem o potencial de liberar esses gases. Incluímos as restaurações dentárias defeituosas, abscessos, aparelhos ortodônticos, próteses dentárias e espaços de impactação de resíduos.[21]

Uma parcela significativa da população adulta utiliza próteses dentárias totais ou parciais. A associação de dentaduras a cheiros nada agradáveis tem sido pouco comentada. É considerada outra importante causa de mau hálito, especialmente pela redução do fluxo salivar em sua porção interna. Soma-se a isso seu uso noturno. A natureza de seu odor ainda não foi definida, sendo encontrada uma gama de diferentes microrganismos, como membros da família *Enterobacteriaceae*, *Pseudomonas*, anaeróbios Gram-negativos e fungos. Normalmente, seu odor é descrito como adocicado e desagradável. Os pacientes podem não estar cientes do dano potencial do biofilme dentadura. É necessário que seja mantido o menor nível de biofilme possível.[22] A presença de cáries não é considerada um nicho de odores. Entretanto, tem sido associada a aumento do número de anaeróbios e, dependendo de seu tamanho, contribui para a retenção de resíduos alimentares.

Os gases do mau odor não são exclusivos das bactérias. Fungos, como algumas espécies de cândida, são associados à produção de compostos sulforosos, mais especificamente a metilmercaptana. Estas espécies estão em equilíbrio e fazem parte do microbioma oral normal. Porém, alguns fatores, como uso de antibióticos, câncer, hipossalivação, idade, doenças periodontais, uso de esteroides, AIDS podem contribuir para a perda deste equilíbrio e elevar o crescimento excessivo deste fungo. Encontramos cândida em aparelhos ortodônticos e dentaduras, e sua prevalência é maior em pacientes com língua fissurada e geográfica.

As anaeróbicas estão presentes em grande número na cavidade oral, principalmente, em pacientes com higiene oral pobre, cáries e doença periodontal.

SALIVA

A saliva emite diferentes compostos voláteis. Segundo estudo,[23] em indivíduos saudáveis foram identificados cerca de 300 voláteis, que acabam sendo influenciados pela alimentação, genética, hormônios, alterações psicológicas e doenças.

Vários elementos compõem a saliva, que inclui sódio, potássio, cálcio, magnésio, bicarbonato, fosfato, imunoglobulinas, enzimas, proteínas, mucina, lipídios, ureia e amônia. Apresenta diversas e importantes funções, que, muitas vezes, são notadas somente quando seu fluxo diminui. Participa do controle da microbiota oral, digestão dos alimentos, proteção da mucosa oral e esofágica, entre outras.

Ao entrar na cavidade oral, a secreção salivar deixa de ser estéril para, então, se agregar a microrganismos, células epiteliais, fluido crevicular, secreção nasofaríngea, resíduos alimentares, sangue, refluxato, exsudato gengival, produtos de higiene oral e partículas do meio ambiente. Forma uma película de 0,1 milímetro sobre todos os tecidos moles e duros da cavidade oral. Sua aderência e viscosidade se devem à glicoproteína mucina, que junto às células epiteliais são consideradas os mais importantes nutrientes para a produção do mau odor.[24] A manutenção do pH oral em valores fisiológicos (em torno de 7) é uma das importantes funções da saliva. O pH salivar é considerado o maior regulador da formação dos compostos com mau odor. Valores inferiores a 7 geralmente estão associados à inibição dos principais gases do mau odor, enquanto o pH mais elevado, favorece a volatilização de moléculas odoríferas.[25]

As glândulas salivares podem ser classificadas de acordo com o tamanho (maiores e menores) e com o tipo de secreção (mucosa, serosa e mista). As glândulas salivares maiores, parótida, submandibulares e sublinguais, são responsáveis por cerca de 80% da produção de saliva. A parótida produz uma secreção serosa, rica em proteínas, ausente de glicoproteína e mais aquosa. A secreção da glândula sublingual é rica em mucinas, e as submandibulares produzem uma secreção mista (serosa e mucosa). O restante do fluxo salivar provêm das quase 1.000 glândulas salivares menores, distribuídas ao longo da mucosa do palato duro, língua, assoalho da boca, orofaringe, bochechas e porção interna dos lábios.

Existem algumas condições fisiológicas que afetam a composição e o fluxo salivar. A dieta pode afetar a composição da saliva secretada pela glândula submandibular. A secreção mucosa é predominante em carnívoros, enquanto em herbívoros e roedores há uma predominância serosa. É possível que os indivíduos com mau odor apresentem saliva com maior quantidade de proteínas. Durante o repouso, a média de produção de saliva é 0,3 mL por minuto, entre 500-1.000 mL ao dia. A estimulação de receptores sensoriais, que incluem os quimiorreceptores envolvidos na gustação e olfato, além dos mecanorreceptores e nociceptores, pode elevar este volume entre 1,5-2,0 mL por minuto, produzindo uma saliva mais fluida, que promove a remoção de bactérias e outras partículas. O fluxo salivar sofre ampla variação durante o dia, seguindo o ritmo circadiano, com um pico à tarde e quase zero durante o sono. Este fluxo é controlado pelo sistema nervoso autônomo, o que torna o estresse um importante fator de diminuição da secreção salivar.[26] O baixo fluxo salivar é considerado, por muitos autores, uma das condições mais importantes para a produção da halitose, pois altera os mecanismos de limpeza da boca, favorecendo o aumento de bactérias Gram-negativas.[27] Deve-se acrescentar também o acúmulo de células epiteliais, aumentando o aporte de nutrientes e, consequentemente, a concentração de compostos voláteis. O fluxo salivar contínuo promove a remoção de certos microrganismos, modulando a colonização microbiana. A hipossalivação é associada ao aumento de algumas bactérias produtoras de compostos sulforosos, como: *Veillonella, Dialister, Prevotella, Fusobacterium e fungo C. albicans*.

A viscosidade da saliva acompanha as variações do ciclo circadiano, e seu aumento tem sido apontado como fator de risco para formação do *fetor oris*. Episódios de estresse, tabagismo, consumo excessivo de café e queda do fluxo salivar são fatores citados na elevação desta viscosidade.

No momento em que a parte líquida da saliva evapora, ocorre a liberação de gases odoríferos. Observamos tal fenômeno quando colocamos uma fina camada desta em nosso pulso e cheiramos. O ressecamento salivar libera gases espontaneamente, como indol, aminas e ácidos, sempre produzindo falso-positivo. Em outras palavras, ao evaporar, a saliva sempre apresenta odor desagradável.[28]

Existem alguns estudos que relatam a inexistência de uma associação significativa entre a halitose e o nível de fluxo salivar. Um dos motivos para tal afirmativa é a baixa do pH oral na hipossalivação, fator que inibe a produção de compostos com mau odor.[29] Apesar da controvérsia, devemos estar atentos ao fluxo salivar de nossos pacientes.

6

NUTRIENTES, FATORES LOCAIS, SISTÊMICOS E ESTILO DE VIDA

Régis Dewes

Sabe-se que o *fetor oris* é multifatorial e envolve vários tipos de microrganismos, nutrientes e vias metabólicas. Sua incidência pode estar associada a condições sociodemográficas, frequência ao dentista, nível de educação, estado de saúde oral e geral, idade, estilo de vida, fatores genéticos, condições internas e ambientais, limitações físicas.[30]

SABURRA LINGUAL

A saburra é considerada o maior responsável pela halitose intraoral. Sabe-se que regiões mais posteriores da língua atuam como um grande reservatório de microrganismos, proteínas, saliva, células epiteliais e sanguíneas e resíduos alimentares, formando uma camada esbranquiçada conhecida como saburra lingual. Existe uma estreita relação desta camada com a halitose e sua formação é um fenômeno normal e contínuo, inclusive em indivíduos saudáveis. A superfície dorsal da língua é uma região bem protegida do fluxo salivar e com baixos níveis de oxigênio, facilitando o desenvolvimento de uma microbiota anaeróbia.[7] A concentração bacteriana pode estar aumentada mais de 20 vezes em pacientes com saburra lingual. No entanto, em muitos casos, a quantidade de saburra não é um fator determinante para esta concentração. Cabe ressaltar que o mau hálito apresenta maior relação à quantidade de bactérias, e não ao índice de saburra.

Os mecanismos de formação da saburra ainda permanecem bastante inexplorados.[35] Alguns fatores estão associados à sua formação e composição, como a doença periodontal (conhecida também por aumentar a quantidade de leucócitos na superfície dorsal da língua e alterar o perfil bacteriano salivar), higiene oral deficiente, secreção pós-nasal e aparelhos ortodônticos. Algumas vezes, o fluxo salivar abaixo de 0,1 mL por minuto pode aumentar a concentração de saburra.

A baixa ingesta de alimentos sólidos é outro importante fator, pois existe uma redução na limpeza da língua, o que pode causar maior acúmulo desta camada. Sabe-se também que alguns indivíduos com saburra lingual mais espessa apresentam maior concentração de sulfeto de hidrogênio. Existe risco aumentado do desenvolvimento de pneumonia aspirativa em pacientes edêntulos e idosos que apresentam quantidade expressiva de saburra.

IDADE

A origem, concentração e composição das moléculas do mau odor podem variar com a idade. O metabolismo anaeróbico na região posterior da língua é apontado como o principal responsável na gênese da halitose intra oral ao longo da vida.

Em crianças, a maioria dos estudos a relaciona com infecções respiratórias. Entretanto, a saburra lingual e o índice de placa são os principais responsáveis por este sinal nada agradável, tanto nas crianças quanto nos adolescentes. Verificou-se que crianças sem halitose apresentam uma atividade cariogênica maior.

Fatores de risco para o desenvolvimento da halitose, como a doença periodontal, uso de medicamentos xerostômicos e dentaduras são mais comuns na população idosa. Soma-se a isto a preferência por alimentos menos sólidos, o que também aumenta a quantidade de saburra.[36] O envelhecimento pode vir acompanhado de mudanças no perfil dos metabólitos exalados, como amônia, que, muitas vezes, encontra-se elevada.[37]

Cerca de 30% das pessoas acima dos 65 anos apresentam xerostomia, frequentemente como resultado do consumo de medicamentos e doenças sistêmicas. Além de contribuir na volatilização de moléculas odoríferas não sulforosas, a diminuição do fluxo salivar pode influenciar diretamente na ecologia normal da boca, como o aumento de algumas espécies de fungos.

NUTRIENTES, FATORES LOCAIS, SISTÊMICOS E ESTILO DE VIDA   6

DIETA

Não existem estudos controlados sobre o efeito de diferentes dietas na halitose. Entretanto, sabe-se que o mau odor é menor após a ingesta alimentar, assim como alguns alimentos e a maneira como são consumidos podem influenciar na gênese do mau hálito. Estudos têm demonstrado que a concentração dos compostos sulforosos é menor imediatamente após as refeições. Alimentar-se regularmente e terminar as refeições com frutas fibrosas e vegetais pode contribuir para diminuir a halitose. O desjejum foi relatado como um fator para diminuir o risco de mau odor. Os alimentos influenciam os voláteis produzidos tanto na cavidade oral quanto sistemicamente. Também é sabido que a restrição calórica pode diminuir o fluxo salivar.[38]

Durante o jejum, ocorre a produção de corpos cetônicos: acetoacetato, hidroxibutirato e acetona. Dietas cetogênicas, ricas em proteínas e carentes de carboidratos, popularizadas pelo famoso Dr. Atkins, resultam em um aumento dos níveis da acetona no ar exalado em torno de 3 a 4 vezes. Após sua suspensão, é comum demorar cerca de dois dias até que sua concentração retorne aos padrões normais. A maior parte da acetona é produzida fora da cavidade oral, sendo eliminada através da respiração, causando um hálito adocicado e repugnante.[2] A ingesta de álcool etílico aumenta a concentração de acetona na respiração. Outro efeito da restrição de carboidratos na dieta é a diminuição do fluxo salivar.

A dieta rica em proteínas, embora não documentada em humanos, aumenta os níveis de ureia na saliva dos animais. Além disso, a ingestão proteica excessiva, bem como a vitamina B3 (niacina), estão associadas ao aumento da amônia sistêmica, podendo ser exalada em níveis maiores. Se existe aumento de peptídeos na saliva, teremos aumento de substratos para serem utilizados por bactérias orais.[39]

A degradação de proteínas retidas na cavidade oral, como na região interdental, pode desencadear um aumento na carga bacteriana, liberando metabólitos sulfurosos, ácidos graxos voláteis e poliaminas. Além disso, há o risco de tais microrganismos se tornarem crônicos após serem recrutados.[8]

A ingesta de carboidratos diminui o pH intra oral, inibindo a degradação de proteínas salivares, principais substratos do mau odor. Entretanto, seu consumo excessivo favorece o predomínio de uma microbiota sacarolítica, o que aumenta a atividade cariogênica. Em uma fase inicial, ocorre maior consumo de oxigênio por bactérias aeróbicas. Após o oxigênio ser reduzido, temos a ocupação por bactérias anaeróbicas. Bactérias Gram-positivas, como o *Streptococus mutans* e algumas do gênero *Lactobacillus* podem estar em maior concentração naqueles que consomem carboidratos com frequência.

A análise química de certos alimentos revela grande quantidade de compostos voláteis. Dentre estes, os compostos sulforosos (CS) são importantes contribuintes nas características do sabor e aroma de vários alimentos e, mesmo em baixas concentrações, são facilmente detectados. Os odores exógenos podem resultar do consumo de alimentos e bebidas aromáticas. São emanados diretamente da boca e/ou pulmão. (após serem absorvidos e transportados na corrente sanguínea).[6]

Os gases sulforosos são os principais responsáveis da halitose transitória atribuída à alimentação. Tais compostos sulforosos estão presentes particularmente em plantas do gênero *allium*, que compreende cerca de 750 espécies, como cebola, alho e alho-poró.[41] No leite e seus derivados, encontramos sulfeto de hidrogênio, dimetilsulfeto(DMS) e outros. A metilmercaptna e DMS estão presentes na batata, frutos do mar, cogumelo Shiitaki, ervilhas, amendoim, gengibre, lúpulo, mostarda e café.

O alho (*Allium sativum*) se destaca tanto na culinária quanto pela sua panaceia. É bem conhecido por causar halitose, que pode permanecer até 72 horas, mesmo havendo meticulosa higiene bucal. Quando o alho é consumido em sua forma original, ao ser mastigado libera a enzima alinase. No trato gastrointestinal, contribui na formação da alicina, precursora do metabólito alil-metil-sulfeto – AMS. A participação desta enzima é considerada a maior responsável pela produção dos odores desagradáveis. O cozimento do alho antes de ser esmagado previne a formação de AMS pela inativação da alinase. Alguns alimentos, como cogumelos, maçã, pera e ameixa, são sugeridos na redução dos níveis de AMS. Os efeitos desodorizantes podem estar relacionados com a ação de enzimas ou pela

NUTRIENTES, FATORES LOCAIS, SISTÊMICOS E ESTILO DE VIDA

baixa do pH intraoral. A ingesta do leite, antes do consumo do alho, é citada como outro possível redutor dos efeitos da ingesta do alho.[42] A persistência dos odores originados de alimentos depende principalmente de três fatores: propriedades fisicoquímicas dos voláteis, características do alimento ingerido e a fisiologia humana.

ÁLCOOL ETÍLICO

Suportando certas crenças populares, alguns hábitos, como o uso moderado e regular do café e do vinho, têm sido relacionados com a boa saúde oral, por apresentarem uma certa atividade bacteriana. Entretanto, existe a necessidade de estudos mais profundos que possam verificar a segurança e a efetividade de tais substâncias.

A ingesta de bebidas com álcool etílico (etanol) pode estar associada à produção de metabólitos com odor tanto intra como extraoralmente. Em decorrência de sua ação bactericida, ingeri-lo regularmente pode diminuir a concentração de bactérias dentro da cavidade oral, principalmente anaeróbias. Entretanto, por ressecar a mucosa oral e por aumentar a taxa de doença periodontal, o álcool é um fator de risco para o desenvolvimento do mau odor intraoral.

Após ser ingerido, o álcool é absorvido no intestino e segue para o fígado. Essa absorção é mais rápida se o estômago estiver vazio. Por último, o álcool é exalado juntamente com outros metabólitos, como a acetona, que pode estar em níveis maiores quando ocorre uma depleção de alimentos.

O acetoaldeído (CH_3CHO) e o ácido acético ($C_2H_4O_2$) estão aumentados após a ingesta de bebidas alcoólicas e se originam em maior escala na cavidade oral. No fígado, o álcool etílico (CH_3CH_2OH) se oxida em acetoaldeído (odor adocicado e pungente). Sua produção acontece mesmo após o consumo de pequena quantidade de álcool. Em uma etapa seguinte, o acetoaldeído é transformado em ácido acético (odor irritante, semelhante ao vinagre).

Os usuários crônicos do álcool apresentam um hálito único, que pode ser o resultado da oxidação deste na cavidade oral e/ou fígado, produzindo acetaldeído e outros compostos odoríferos. Existem evidências de que o abuso do álcool é associado a deficiências de vitamina B6, B12 e folato, produzindo alterações no metabolismo da metionina, o que pode aumentar os níveis de dimetil sulfeto

(DMS). O efeito lesivo do álcool no tecido hepático pode desencadear cirrose e produzir, principalmente, o dimetil sulfeto, considerado, atualmente, o maior responsável pelo *fetor hepaticus* e, em menor escala, acetona, butanona e pentanona.[43,44]

Em bebidas alcoólicas, como a cerveja, encontramos diversos compostos sulforosos, como o DMS, metil mercaptana e o sulfeto de hidrogênio. No vinho, estão presentes cerca de 1.000 compostos voláteis diferentes, como o sulfeto de hidrogênio, metil mercaptana. Estes compostos fazem parte de espécies como Pinot Noir, Cabernet Sauvignon e Chardonnay. Quando estas moléculas estão em baixa concentração, contribuem para uma impressão, aroma e retrogosto positivos. Entretanto, em altas concentrações, fornecem uma impressão negativa, que remete a ovos em decomposição. No uísque, encontramos dimetil sulfeto, metil mercaptana e dissulfeto de carbono.

CAFÉ

Extraído da planta *Coffe arabica*, originária da Etiópia e se distribuindo por diversas regiões do mundo entre os séculos XII e XV, o café é uma complexa mistura de vários compostos químicos, inclusive os sulforosos. Dentre esses compostos sulforosos, identificamos a metil mercaptana e o dimetil sulfeto, comumente associados à produção do mau odor. No entanto, mesmo sendo citado como fator de risco para a promoção da halitose, encontramos poucas informações na literatura para apoiar ou refutar esta conjectura.

Vários estudos realizados ao longo dos últimos anos demonstram que os extratos do café apresentam efeito bactericida. Segundo Gov et al.[45] o café apresenta um efeito inibitório sobre compostos sulforosos produzidos dentro da cavidade oral, provavelmente pela presença de ácidos fenólicos, substância com atividade bactericida contra Gram-positivos e Gram-negativos.

Por outro lado, a presença da cafeína em sua composição aumenta o fluxo sanguíneo renal e a filtração glomerular, induzindo leve diurese, diminuindo o fluxo salivar e podendo contribuir para o ressecamento oral. Esta diminuição parece estar associada a uso de doses elevadas da cafeína (250-300 mg) e à tolerância, o que, provavelmente, não ocorre em doses menores. Soma-se a isso o fato de o café apresentar diferentes compostos sulforosos, que podem produzir odores exógenos diretamente na cavidade oral e corrente expiratória. Não encontramos trabalhos científicos relacionando o café à produção de outros compostos voláteis envolvidos no mau odor.

TABAGISMO

Hoje, mais de 1,2 bilhão de pessoas fumam produtos derivados do tabaco, sendo que, desse total, cerca de 30 milhões são brasileiros. Os malefícios do tabagismo, apesar de exaustivamente divulgados, são a principal causa de morte evitável.

O tabagismo tem sido associado à halitose. A combustão do cigarro produz mais de 4 mil compostos de diversas classes químicas, presentes em forma de gases ou partículas, sendo que 44 são cancerígenos. Quando se fuma, uma complexa mistura é inalada e uma parte chega à corrente sanguínea. A outra parte é exalada, levando diversas substâncias voláteis, que podem expor os fumantes passivos ao desenvolvimento de diversas doenças e a odores nada agradáveis.

Vários estudos sugerem que o tabagismo diminui a acuidade do olfato em razão da habituação ou pela exposição excessiva, embora possa ocorrer uma disfunção olfatória. Quando um tabagista expira, os compostos voláteis responsáveis pelo mau odor se originam na cavidade oral, vias aéreas superiores e inferiores e ar alveolar. Mesmo em concentrações muito baixas, as substâncias odoríferas podem, ainda assim, ser percebidas pelos outros.

Todo tipo de tabaco consumido, especialmente os cigarros, produz alterações na cavidade oral. Gengivite e doença periodontal são muito mais prevalentes nos fumantes. Apesar de haver controvérsias, a cavidade oral dos tabagistas pode apresentar uma concentração maior de bactérias anaeróbias. Além disso, ocorre um incremento na concentração de *Candida albicans*, ressecamento da mucosa da boca e hipersecreção do muco nasal. Estes fatores podem contribuir para o aumento de compostos sulforosos dentro da cavidade oral, que também estão, muitas vezes, aumentados no ar alveolar dos fumantes. Entretanto, os principais responsáveis pelo hálito desagradável dos fumantes são os compostos aromáticos piridinas e pirazinas, que estão presentes na fumaça e na gengivite.[46,47] Estas partículas presentes no hálito dos tabagistas causam repugnância e irritação, lembrando o cheiro do leite em decomposição e, até mesmo, um quarto fechado, sem ventilação e povoado de pessoas enfermas.

CICLO MENSTRUAL

As alterações hormonais durante o ciclo menstrual atingem quase todos os tecidos do corpo humano, inclusive a cavidade oral. Seu efeito sobre os compostos sulforosos (CS) na cavidade oral são documentados por diferentes estudos. Verificou-se diminuição do fluxo salivar antes e durante a menstruação (fase secretória e menstrual), com elevação dos níveis de compostos sulforosos. O aumento da progesterona e estradiol induz maior concentração de algumas bactérias anaeróbias, como a *Prevotellla intermedia* na cavidade oral.

Algumas mulheres, durante o período menstrual, podem apresentar uma queda transitória da enzima FMO3, responsável pelo metabolismo hepático de diferentes substâncias. Nesta situação, ocorre o aumento da trimetilamina sistêmica, que é compartilhada para diferentes fluidos corporais e respiração.[48]

RONCO E DISTÚRBIOS RESPIRATÓRIOS ASSOCIADOS

O ronco afeta cerca de 20-57% da população adulta e pode estar associado à Apneia Obstrutiva do Sono (AOS). Sabemos que a etiopatogenia tanto do ronco quanto da AOS não se origina somente em razão de alterações anatômicas, mas envolvem fatores mecânicos, neurais e do controle ventilatório. A obstrução nasal tem sido associada ao ronco, entretanto, sua contribuição ainda não está bem esclarecida. Muitos indivíduos que respiram pelo nariz roncam, inclusive apresentam melhora ao respirar pela boca.[49]

Os pacientes com ronco podem apresentar um conjunto de queixas, como sonolência, insônia, ressecamento na boca e garganta. No que se refere à sua relação com o mau hálito, encontramos grande número de relatos anedóticos, geralmente associando a respiração oral. Em contraste, estudos com evidência científica são escassos. Alguns fatores de risco para halitose, como xerostomia matinal, periodontite, presença de *Helicobacter pylori* e refluxo são mais prevalentes nos pacientes com AOS.

NUTRIENTES, FATORES LOCAIS, SISTÊMICOS E ESTILO DE VIDA 6

Durante o sono, pacientes com AOS apresentam estreitamento e/ou colapso em diferentes níveis das vias aéreas superiores. Tais eventos cursam com hipoxemia, resultando em várias reações inflamatórias e produção de voláteis. Verificou-se que estes voláteis exalados são diferentes dos grupos sem AOS. Entretanto, não encontramos estudos sobre a participação destas moléculas voláteis na gênese da halitose. Atualmente, a polissonografia é o padrão ouro no diagnóstico de AOS. Este exame, além do alto custo e de ser tecnicamente complexo, é disponível somente para uma pequena parcela da população. Neste sentido, tem-se buscado novas tecnologias para seu diagnóstico. Como exemplo, temos o nariz eletrônico (descrito no Cápitulo 7), que faz a análise dos metabólitos voláteis, permitindo o diagnóstico e monitorização da apneia. [50,51]

O tratamento padrão ouro da AOS é o CPAP (*Continuous Positive Airway Pressure*), cuja tradução da sua sigla em inglês quer dizer "pressão positiva contínua nas vias aéras". O CPAP evita que as vias respiratórias se fechem durante o sono, melhorando a distribuição do oxigênio. Seu uso está associado a diversas queixas, como a halitose subjetiva e xerostomia. Possivelmente, a queixa da halitose seja decorrente do ressecamento da boca pela corrente de ar oronasal. Outro tratamento preconizado é o aparelho intraoral, que também pode contribuir para a xerostomia e queixa de halitose.[52]

RESPIRAÇÃO ORAL

Antigo estudo já associava a respiração oral ao *fetor oris* em razão do ressecamento da mucosa oral e mudança da microbiota.[52] Cerca de 80% dos indivíduos saudáveis em repouso respiram exclusivamente pelo nariz. Respiradores orais crônicos apresentam níveis elevados de evaporação na boca. Sabemos que o ressecamento intraoral é considerado fator de risco para o desenvolvimento de gengivite, cárie e halitose. Segundo Cazzolla *et al*[53]., a redução da corrente de ar no nariz pode influenciar o muco nasal, contribuindo para modificações da microbiota faríngea (o objetivo deste artigo não incluía a halitose). Em crianças, sugere-se a associação entre aumento dos compostos sulforosos e respiração oral.[54]

31

TRANSMISSÃO BACTERIANA

A ciência tem pesquisado grupos distintos de portadores do mau odor. Apesar de não investigarem a halitose, diferentes estudos relatam a possibilidade de transmissão entre humanos, de espécies bacterianas, como o *Helicobacter pylori* e *Streptococcus mutans*.[31] Outra pesquisa sugere que cães com halitose podem transmitir bactérias produtoras de gases odoríferos aos seus donos.[32]

HABILIDADES E COGNIÇÃO

Em geral, indivíduos institucionalizados com deficiências mentais e aqueles com Síndrome de Down (SD) apresentam maior risco de doença periodontal. Apesar disso, a halitose no grupo com SD, segundo estudo, não apresenta diferenças estatísticas relevantes.[33]

Cerca de 10% da população utiliza a mão esquerda para suas atividades cotidianas, como escrever e escovar os dentes. Encontramos diferentes estudos sobre esta população referentes às suas habilidades manuais, esportivas e outras. Ciçek *et al*, verificaram menor concentração de compostos sulforosos no hálito destes pacientes.[34]

OUTROS FATORES

A mucosa oral consiste tanto de epitélio escamoso estratificado queratinizado quanto não queratinizado. Apresenta-se em contínua descamação, renovando-se em torno a cada 7 dias. Esta atividade mitótica pode ser afetada por diferentes fatores, como o ciclo circadiano, *stress*, processos inflamatórios, deficiência de ferro e vitamina A*. Além destes, pequenos traumas, como o contato contínuo de aparelhos dentários, desencadeiam reações inflamatórias, podendo aumentar o processo de descamação epitelial. Nestas situações, ocorrem, muitas vezes, maior aporte de substratos para a gênese do mau odor oral.

---

*Uma das maiores funções da vitamina A é a manutenção da estrutura epitelial, que pode estar comprometida em casos de hipovitaminose.

7

MENSURAÇÃO DA HALITOSE

Régis Dewes

Ainda não existe um teste ideal para se determinar os gases da halitose. Levando-se em consideração que encontramos cerca de 700 diferentes compostos voláteis na boca, torna-se difícil identificar e quantificar suas concentrações por qualquer método. Além disso, é difícil julgarmos nosso próprio hálito, pois a exposição contínua de moléculas odoríferas produz uma adaptação do epitélio olfatório. Recente estudo[55] sugere que compostos voláteis sulfurosos, em pacientes com halitose crônica, desencadeiam um efeito negativo no olfato, contribuindo para sua diminuição.

A autopercepção de odores, sem uma confirmação objetiva, é chamada de pseudo-halitose. Segundo Seemann et al.,[56] quase 1/3 dos pacientes que buscam tratamento para o *fetor oris* não apresenta odores detectados de maneira objetiva. Geralmente, estes pacientes já realizaram mudanças radicais em seu estilo de vida consultaram diversos profissionais, como o gastroenterologista e otorrinolaringologista. Soma-se a isso o fato de receberem diferentes diagnósticos, tratamentos desnecessários, como a amigdalecitomia, uso crônico de clorexedina ou antibióticos sem evidência de infecção bacteriana.

Para confirmarmos o diagnóstico de halitose crônica objetiva recomenda-se reavaliar o paciente várias vezes em diferentes horários, por dois ou mais examinadores. Caso não apresentem odores detectáveis e com preocupação desproporcional, são classificados com halitofóbicos. Muitos destes pacientes não admitem a inexistência da halitose. Nestes casos, pode ser necessário tratamento psicológico.[57]

As moléculas odoríferas chegam ao sistema olfatório por duas rotas: ortonasal e retronasal. O olfato ortonasal se refere às moléculas odoríferas originadas do meio ambiente, (perfumes, alimentos), que penetram em nosso nariz e alcançam o neuroepitélio olfatório. Também denominado de "sabor", o olfato retronasal origina-se na região posterior da boca. Neste caso, os odores alcançam o neuroepitélio pela nasofaringe. Em contraste com a via ortonasal, a percepção do sabor é influenciada por outros estímulos, como a gustação e a propriocepção.

Diversas situações interferem no olfato e gustação e acabam sendo interpretadas como halitose (Quadro 7-1). Devemos ressaltar que os receptores gustativos não estão somente distribuídos ao longo da língua e do palato, mas também sobre a faringe, laringe, epiglote e terço superior do esôfago. O refluxo gástrico, mesmo em pequena concentração, pode desencadear alterações gustativas (como o gosto amargo), típico de muitos ácidos. Moléculas odorífe-

Quadro 7-1 Fatores associados a alterações gustativas/olfatórias

Diminuição do fluxo salivar, saburra lingual, tabagismo Álcool, uso de dentaduras Higiene oral deficiente Caseo[59]
Diabetes, hipotireoidismo Insuficiência hepática, uremia[7]
Déficit de vitaminas e minerais: zinco (pode comprometer a transmissão sensorial das papilas gustativas até o sistema nervoso central), cobre, ferro, vitamina A e B12[58]
Doenças autoimunes[58] Síndrome de Sjögren (destruição autoimune das glândulas salivares), Síndrome de Behçet, pênfigo vulgar Lúpus eritematoso sistêmico, esclerodermia
Trauma, tumores[58] Nervo olfatório, glossofaríngeo, vago e corda do tímpano
Medicamentos Antidislipidêmicos-estatinas (artrovastatina, lovastatina) Anti-hipertensivos (inibidores da enzima conversora de angiotensina, captopril, enalapril, lisinopril), antidepressivos, antipsicóticos
Doenças neurodegenerativas e psiquiátricas:[58] doença de Parkinson e Alzheimer, transtorno bipolar, depressão maior, estresse pós-traumático, esquizofrenia (alucinações olfatórias e gustativas)

MENSURAÇÃO DA HALITOSE

ras originadas da ingesta de alimentos, medicamentos, gases do meio ambiente, alterações metabólicas e outras doenças sistêmicas (doença renal e hepática) podem ser carreadas pelo sangue e chegar ao epitélio olfatório pelo seu suprimento sanguíneo, interferindo no olfato.[58,59] Estabelecer a autopercepção para atestar a halitose não pode ser considerado um método válido, uma vez que existe pouca correlação com a mensuração objetiva.[59] Neste caso, é necessário um método objetivo que confirme este desconforto.

Nos últimos anos, tem-se desenvolvido novas tecnologias para detectar diferentes compostos na respiração. O diagnóstico e a monitorização de doenças por meio da análise destes compostos voláteis são tarefas muito atraentes, mas bastantes desafiadoras. A análise química do ar exalado ainda é um campo científico em desenvolvimento, onde não se dispõe de nenhuma técnica ou equipamento isolados que possam detectar todos os gases eliminados na respiração. Soma-se a isso a inexistência de um protocolo fixo para acessar seus compostos.

Richter e Tonzetich introduziram a cromatografia na detecção de compostos odoríferos. Usando esta técnica, alguns autores têm concluído que os compostos sulforosos são os únicos responsáveis pelo mau odor.[23] A cromatografia é considerada, por muitos autores, como o padrão ouro na detecção das moléculas envolvidas na halitose. Porém, o alto custo, a pouca praticidade do aparelho e a possibilidade de deixar de captar certos gases não sulforosos envolvidos na halitose acabam por limitar sua utilização. Existem várias ferramentas para detectar compostos metabólicos relacionados com a halitose no mercado. Algumas técnicas analisam os compostos presentes na respiração, e outras na saliva.[60]

No início da década de 1990, foram introduzidos equipamentos menos complexos, que analisam, especificamente, os compostos sulforosos voláteis (CSV), como o Halimeter. Esse monitor portátil é o equipamento mais utilizado em clínicas e pesquisas científicas, e consiste em sensores eletroquímicos designados para detectar moléculas sulforosas. Seus sensores produzem um sinal elétrico ao entrar em contato com o gás sulforoso, sendo mais sensível ao sulfeto de hidrogênio e menos à metilmercaptana. São praticamente insensíveis ao di-

35

metilsulfeto, não diferenciando a halitose intra e extraoral. Sua vida útil depende da temperatura, umidade e contaminantes do meio ambiente, necessitando de uma contínua calibração e manutenção. Seus sensores precisam ser substituídos pelo menos a cada dois anos, dependendo da frequência de uso. Sua eficácia pode sofrer interferência de enxaguantes bucais, etanol, perfumes. O epitélio olfatório, por apresentar baixo limiar para a detecção de CSV, faz com que muitas pessoas percebam o mau odor mais rápido do que os sensores de enxofre, se correlacionando pouco com estes sensores.[61]

No início do século XXI, a mensuração em consultórios dos gases do mau odor aprimorou-se ao surgir outro equipamento portátil utilizando cromatografia gasosa e sensores capazes de diferenciar e avaliar a concentração dos três principais gases sulforosos: sulfeto de hidrogênio, metilmercaptana e dimetilsulfeto. Apesar de reproduzir esses compostos mesmo em baixas concentrações, apresenta algumas desvantagens. Trata-se de um aparelho relativamente caro e, muitas vezes, demorado.[62] Recentemente, seu *software* foi aperfeiçoado, tornando-se mais rápido e apto a detectar os gases isopreno e acetaldeído.

O mau odor pode estar presente mesmo na ausência dos compostos sulforosos. Caso o paciente não relate queixas de pessoas de seu convívio social, apesar da detecção de níveis elevados de compostos sulforosos, não existe necessidade de tratamento. Os monitores de enxofre medem os compostos sulforos e não a halitose.[6] Portanto, os monitores de enxofre são, na maioria dos casos, apropriados para introduzir uma consulta em halitose.[63]

Encontramos testes envolvendo a análise bioquímica da saliva e algumas bactérias, como BANA teste, quantificação da atividade da enzima betagalactosidase, incubação salivar, desafio da cisteína, cultivo de bactérias produtoras de mau odor.[7] O BANA teste (*synthetic trypsin substrate – N-benzoyl-DL-arginine-2-naphthylamine*) envolve um substrato sintético, a tripsina, presente em uma fita. Bactérias anaeróbias Gram-negativas produtoras de ácidos graxos voláteis, como ácido butírico e propiônico produzem uma enzima que reage com esta fita, denunciando sua presença. As técnicas que analisam a saliva podem ser a maneira ideal para o acesso aos gases da hali-

MENSURAÇÃO DA HALITOSE   7

tose. Entretanto, muitas ainda necessitam de maior aprimoramento e outras não estão comercialmente disponíveis.[63] Existem outros equipamentos comerciais, como os monitores portáteis de amônia (apresenta correlação com CSV). Outros são restritos a laboratórios que detectam diferentes componentes do hálito, como o indol.

Nos últimos 25 anos, um método que vem ganhando espaço é o nariz eletrônico (E-nose). Consiste em sensores designados a imitar o olfato humano, providenciando a análise dos compostos químicos previamente conhecidos. São utilizados em diversas áreas, como a agricultura, análise de alimentos, indústria farmacêutica, monitoração ambiental, militar e na medicina. Na medicina são utilizados para detectar e analisar compostos voláteis que podem refletir doenças. O E-nose tem o potencial para distinguir metabólitos voláteis em diferentes situações, como infecções, câncer de pulmão e *fetor ex oris*.[64]

Apesar do avanço tecnológico de vários equipamentos, o uso do epitélio olfatório ainda é considerado o método de referência. O sistema olfatório humano pode distinguir entre 5 a 10 mil odores diferentes. A maioria das pessoas apresenta uma boa capacidade em detectar e diferenciar odores em baixas concentrações. Porém, ao contrário do enólogo e do perfumista, geralmente envolvidos em aromas aprazíveis, tentar definir os compostos voláteis da halitose, além de embaraçoso, pode desencadear desconforto e lembranças nada agradáveis. A mensuração organoléptica é o método mais prático para se avaliar a halitose, pois não necessita de equipamentos ou técnicas sofisticados. Consiste em verificar a intensidade ou quão desagradável é o hálito de um indivíduo, realizado por um examinador. Apesar de ter como principal objetivo verificar a severidade do odor e não especificar o composto volátil envolvido, o nariz também pode ser treinado para reconhecer diferentes compostos voláteis. É considerada o padrão ouro para medir a halitose, uma vez que reflete a percepção humana, julgando e diferenciando diferentes misturas de odores.[65]

São descritas diferentes técnicas de mensuração organoléptica, como a escala organoléptica dos seis pontos a seguir:[15,66]

0. Não percebido.
1. Muito pouco.

37

2. Levemente.
3. Moderado.
4. Forte.
5. Extremamente forte.

Nesta técnica, o examinador permanece a 10 cm do paciente e pontua a intensidade do odor através do ar exalado pela boca. A variação interpessoal entre dois avaliadores diferentes ainda permanece sendo o maior dos problemas.

A identificação dos biomarcadores voláteis na respiração por diferentes métodos deve assumir importante papel na medicina, possibilitando o diagnóstico e a monitorização de várias doenças de maneira não invasiva, como o câncer, doenças respiratórias, hepáticas, gastrointestinais, neurológicas, diabetes entre outras. Com certeza, estas novas tecnologias irão impulsionar, também, melhor entendimento da química do mau odor, e, possivelmente, outros compostos voláteis serão incorporados aos responsáveis pela halitose.

8

TRATAMENTO DA HALITOSE INTRAORAL

Régis Dewes

A eliminação ou controle dos odores produzidos em diferentes atividades da sociedade, como nos hospitais e indústrias, pode envolver quatro métodos: físico, químico, biológico e sensorial. Pacientes com halitose intraoral crônica possivelmente, também, necessitarão de mais de um método terapêutico. Essencialmente, o odor repulsivo originado na boca pode ser prevenido pela redução do número de determinadas bactérias ou controlando a composição microbiana na cavidade oral. No entanto, o objetivo não será erradicar todas as formas de vida, uma vez que sua microbiota é fundamental para a saúde e seu desequilíbrio pode causar diversas alterações, como uma superinfecção por fungos. O que desejamos é uma microbiota oral equilibrada e que não produza metabólitos voláteis em níveis sociais intoleráveis.[42] Determinar a melhor maneira de erradicar os microrganismos produtores dos metabólitos odoríferos é tarefa complicada.

Até hoje encontramos apenas soluções de alívio temporário. Pastilhas, gomas de mascar, escovas de dente, enxaguantes bucais, nem sempre são a garantia de que o ar expirado somente conduzirá sons ou palavras. Assim como a hipertensão arterial sistêmica, diabetes ou qualquer outra doença crônica que necessita de um tratamento contínuo e por tempo indeterminado, a halitose segue a mesma trajetória, exigindo um plano terapêutico com grande comprometimento do paciente. É necessária uma abordagem regular, com o objetivo de reduzir o aporte de nutrientes e a carga bacteriana dentro da cavidade oral.

A maioria das pessoas sem doença periodontal e dentição intacta apresenta a língua como principal fonte do mau odor. Mesmo

8 TRATAMENTO DA HALITOSE INTRAORAL

assim, para termos um raciocínio lógico no tratamento, devemos confirmar o local de produção dos compostos voláteis: intraoral, extraoral, nasal ou ambos. Odores percebidos exclusivamente no ar exalado pela boca traduzem uma produção de metabólitos somente dentro da cavidade oral. Já as moléculas voláteis que são produzidas fora da cavidade oral são percebidas tanto na boca quanto no nariz. Ocorrendo a produção dos metabólitos acima da orofaringe, o odor somente será percebido no ar expirado do nariz.[67]

A emissão de compostos orgânicos voláteis é fortemente dependente, entre outros fatores, da temperatura. Se mantivermos um fragmento de gelo na boca por cerca de 60 segundos (em particular no dorso da língua) e ocorrer sua diminuição, estaremos diante de metabólitos originados na boca. Este fenômeno se deve à condensação das moléculas voláteis em baixa temperatura.[28] Outra técnica para identificar o local de produção do mau odor é o uso de um antisséptico de amplo espectro, como a clorexidina, por alguns dias. Durante este período, o hálito do paciente deve ser monitorado por pessoas de seu convívio. Se obtivermos a eliminação ou a redução do mau cheiro ao usar a clorexidina, estaremos frente a uma etiologia intraoral.[12]

No passado, a intervenção mais popular para reduzir a halitose era a escovação dentária. No entanto, sabemos que somente escovar os dentes não é efetivo na redução dos escores do mau odor, assim como escovar a língua também parece ser menos eficiente que o uso de raspadores linguais. O ato de escovar a língua pode causar pequenos sangramentos, lesionando a mucosa da região posterior. Verificou-se a presença de hemoglobina na saliva após este estímulo mecânico. Além disso, escovar a língua, segundo estudo, promove maior reflexo nauseoso quando comparado aos raspadores linguais.[68] O uso excessivo de escova elétrica sobre a língua é citado por ser lesivo e até mesmo liberar proteínas com atividade oncogênica.[69]

Sabemos que a saburra produz grande quantidade de metabólitos repulsivos. Tem sido relatado que, imediatamente após a sua remoção, a quantidade de compostos sulforosos foi reduzida pela metade. A remoção mecânica da saburra, com raspadores linguais, é considerada a maneira mais efetiva de controlar a halitose, pois reduz a carga bacteriana. Além disso, melhora a sensibilidade gustativa.[70] A saburra lingual encontra-se em constante renovação, exigindo que seja removida regularmente. Após ser retirada, alguns autores referem melhora da halitose por menos de 2 horas. Nesta situação, o paciente corre o risco de manipular excessivamente a mucosa da língua, provocando uma reação inflamatória aguda. Em resposta, ocorre a liberação de betadefensinas endógenas (peptídeos ricos em cisteína) que, se metabolizadas por bactérias, contribuem para o aumento dos compostos sulforosos.[12] Segundo estudos em modelos animais, a irritação excessiva e contínua sobre a língua, eventualmente, evolui para hiperplasia reparativa e até mesmo o desenvolvimento de carcinoma de células escamosas.[71] O uso de raspadores linguais também foi associado à bacteremia e consequente endocardite. Neste caso, não é prudente o uso de raspadores em pacientes com história de endocardite infecciosa, cirurgia cardiovascular em válvulas e uso de aparelhos intravasculares.[72]

Em seres humanos, o câncer da região posterior da língua pode ter como fatores de risco, o papiloma, tabagismo e álcool. Apesar de ainda não estar estabelecido que o uso crônico de raspadores resulte em mutações nos seres humanos, devemos limitar sua indicação. Em pacientes saudáveis e sem mau odor, não parece haver justificativa para limpar a língua regularmente. Não existem evidências científicas suficientes na recomendação da frequência, duração e método de remoção da saburra. Entretanto, se houver indicação, a limpeza mecânica da língua deve ser realizada delicadamente, com pouca força, a fim de evitar o trauma desnecessário. Não deve ser utilizada nos bordos laterais, somente com foco na região posterior. Na ausência de saburra, não deve ser recomendada.[73]

O uso isolado de raspadores linguais pode não ser suficiente no controle do *fetor ex oris*. Os pacientes devem estar atentos de que poderá não ser possível remover mecanicamente todo biofilme sobre a língua. Diante disso, pode ser recomendado o uso de enxaguantes. Existe uma grande variedade de formulações disponíveis no mercado para a higiene oral, porém poucos são especificamente desenvolvidos para o controle da halitose. De maneira geral, seu uso é recomendado 2 ou 3 vezes ao dia, por cerca de 30 segundos.

A primeira referência aos enxaguantes bucais é encontrada na medicina chinesa em 2700 (a.C.). Diferentes produtos foram utilizados ao longo dos séculos, como o vinho, cerveja e até mesmo a urina de recém-nascidos. Em meados do secúlo XIX, as cirurgias eram realizadas sem o uso de luvas ou esterilização do instrumental cirúrgico. Foi nessa mesma época, em 1865, que o cirurgião Joseph Lister demonstrou, pela primeira vez, o uso dos antissépticos nas cirurgias. Em 1879, originalmente formulado como um antisséptico cirúrgico, foi criado um dos mais conhecidos enxaguantes bucais, nomeado após os trabalhos do Dr. Lister.[74]

A microbiota oral contribui direta e indiretamente para o desenvolvimento normal da fisiologia, nutrição e defesa de nosso organismo. Em indivíduos saudáveis, o microbioma oral apresenta-se em harmonia com seu hospedeiro, contribuindo para o equilíbrio de todo o organismo. Este equilíbrio pode ser afetado pelo uso dos enxaguantes, produzindo efeitos locais e sistêmicos adversos.

CLOREXIDINA

A clorexidina é considerada um dos principais biocidas para o tratamento da halitose. Em baixa concentração é um bacteriostático e bactericida em níveis mais elevados, com amplo espectro sobre as bactérias Gram-positivas, Gram-negativas, fungos e vírus. Quando usada como enxaguante, após o descarte, cerca de 30% permanece dentro da cavidade oral por até 12 horas.[75]

A molécula de clorexidina apresenta uma carga positiva (cátion), que interage com a carga negativa (ânion) da parede celular bacteriana. Muitos cremes dentais apresentam um detergente com carga negativa, lauril sulfato sódio. Se utilizarmos a clorexedina logo após a escovação dentária, possivelmente teremos a neutralização do enxaguante. Neste caso, recomenda-se sua utilização no mínimo 30 minutos após a escovação. Essa mesma rotina deve ser seguida durante o uso dos demais agentes químicos catiônicos. Em um antigo estudo[76] não foram verificadas alterações sanguíneas, hepáticas, renais ou histológicas significativas com o uso contínuo da clorexidina 0,2%, durante o período de dois anos, na frequência de 1 vez ao dia.

A microbiota da cavidade oral apresenta papel central na regulação da gênese do nitrato, que está envolvido em processos vasculares e metabólicos, principalmente a manutenção do sistema cardiovascular por meio de regulação da pressão arterial, vasodilatação, inibição da agregação plaquetária e adesão de leucócitos. Pode ser encontrado em diversos alimentos, como vegetais folhosos e beterraba. Bactérias anaeróbias comensais que residem nas criptas da língua reduzem o nitrato em nitrito.

Conforme alguns trabalhos,[49,77] poucos dias de uso de enxaguantes com clorexedina podem promover redução do nitrito, podendo causar alterações cardiovasculares, principalmente aumento da pressão arterial. Além desse possível efeito sistêmico, a clorexedina pode desencadear, em poucos dias de uso, alterações gustativas, sensação de queimação na língua, ressecamento, descamação, edema da mucosa oral, edema uni ou bilateral da parótida e formação de cálculo supragengival. O efeito local mais comum é a pigmentação dos dentes, língua e material de restauração dentária. Esse efeito adverso apresenta uma variação individual e pode ocorrer em até metade dos pacientes após alguns dias de uso, como resultado da reação entre a união da clorexidina nos dentes e agentes cromógenos, encontrados dentro de alimentos e bebidas como café, vinho ou chá.

Em decorrência de seus efeitos adversos, o uso da clorexedina é limitado por um período de 1-2 semanas para pacientes que não se beneficiam com os outros agentes químicos. Sua combinação com zinco, em baixa concentração, parece diminuir a pigmentação dos dentes sem alterar a atividade antisséptica, podendo ser uma alternativa para o uso mais prolongado.

ÍONS METÁLICOS

Os íons metálicos como zinco, cobre e estanho são moléculas catiônicas atraídas eletrostaticamente pelas superfícies orais. O zinco é o íon mais popular usado em enxaguantes e cremes dentais para melhorar o hálito. Encontrado em forma de lactato, acetato, sulfato e cloreto, tem boa afinidade com o enxofre, formando o ZnS (sulfeto de zinco), que não é volátil. A ação do íon zinco sobre o mau odor ocorre cerca de 30 minutos após seu uso, com maior efeito sobre o sulfeto de hidrogênio e menor sobre a metilmercaptana. Apresenta baixo risco de pigmentação nos tecidos da cavidade oral.[78]

CETILPERIDÍNEO

O cetilperidíneo é um agente químico quaternário e catiônico, com maior ação sobre bactérias Gram-positivas, sendo relativamente limitado contra Gram-negativos e alguns fungos como a cândida. Boa ação contra o mau odor oral. Geralmente, as formulações comerciais apresentam uma concentração de 0,05%, com baixa toxicidade. Seu efeito adverso mais relatado é a queimação na língua. Poucas semanas de uso podem causar pigmentação dentária. Se comparado à clorexedina, apresenta menor capacidade na redução do mau odor em decorrência da menor ação contra Gram-negativos. Porém, ao longo da história, sempre mostrou ser seguro e efetivo no tratamento da halitose e pode ser indicado caso haja necessidade de uso prolongado.[79]

TRICLOSAN

Encontrado em diversos cosméticos, cremes dentais e enxaguantes, apresenta ação efetiva contra bactérias anaeróbias, reduzindo os níveis de sulfeto de hidrogênio e metilmercaptana, com boa substantividade*. É usado como antifúngico e antibacteriano geral há mais de 30 anos, induzindo a morte celular por apoptose. O Triclosan alcança a circulação sistêmica através da absorção da mucosa oral e via trato digestório. Estudos recentes sugerem possíveis efeitos adversos, como a diminuição da contratilidade cardíaca pelo uso de sabonetes com triclosan e desenvolvimento do câncer.[80] Em ratos, a administração por 8 meses do triclosan foi associada a respostas inflamatórias com fibrose, proliferação celular e carcinoma hepático. O uso de triclosan via oral reduziu os níveis do hormônio tireoidiano também em cobaias. Entretanto, em adultos, não existem evidências de alterações na tireoide com seu uso contínuo e por mais de 4 anos em pastas de dente com concentração de 0,3%, assim como no uso contínuo de pastas de dente por 5 anos, não foram verificados efeitos adversos maiores, especialmente alterações cardiovasculares, necessitando de mais estudos para ser confirmado.[81]

---

*Capacidade de permanecer no local de ação ativa (superfície dentária, gengiva e mucosa bucal).

TRATAMENTO DA HALITOSE INTRAORAL

ÓLEOS ESSENCIAIS

São conhecidos desde a Antiguidade por suas propriedades medicinais. Extraídos de vegetais, como flores, ervas, frutas, sementes e folhas podem apresentar propriedades antioxidantes, anti-inflamatórias e antissépticas. Existem cerca de 3.000 óleos essenciais, sendo que os mais comuns são o timol e o eucaliptol. Podem ter ação contra Gram-positivos e Gram-negativos com evidências que sugerem a redução do mau odor sem efeitos colaterais.[82]

DIÓXIDO DE CLORO

Descoberto em 1811, é quimicamente similar ao cloro e ao hipoclorito, que são da família dos alvejantes caseiros. Utilizado inicialmente no tratamento da água, na desinfecção de superfícies, processamento de alimentos, tratamentos dentários e como enxaguante bucal. O dióxido de cloro, quando dissolvido em água, tem potente atividade contra bactérias, fungos, protozoários e vírus. Penetra na parede celular bacteriana, reage com aminoácidos no citoplasma e mata o microrganismo. Seus produtos não contêm álcool, e sua ação dura cerca de 5 horas, com poucos efeitos adversos associados. Alguns ensaios clínicos avaliaram a ação deste agente químico sobre o mau odor, com resultados divergentes. Entretanto, não podemos subestimar sua boa efetividade na diminuição dos compostos sulforosos.[83]

BICARBONATO DE SÓDIO

Encontramos pouca literatura científica citando o impacto da ação do bicarbonato de sódio sobre a halitose. Necessita de altas concentrações para ser efetivo. Seu efeito na redução da halitose é baseado na dissolução do muco e resíduos na cavidade oral. Além disso, seu efeito efervescente libera oxigênio, contribuindo para inibir o crescimento de bactérias anaeróbias. Verificou-se que o enxágue com o bicarbonato de sódio aumenta o pH oral, elevando a concentração de amônia exalada pela boca.[84]

ÁGUA OXIGENADA

Isolada em 1818, apresenta propriedades bacterianas bem reconhecidas, exibindo efeitos sobre bactérias Gram-positivas e Gram-negativas. O uso desta substância em concentrações até 3% geralmente não é lesivo à mucosa oral. Concentrações maiores, mesmo por curto período, podem causar irritações na mucosa, eritema, descamação, úlceras, hipogeusia e alongamento das papilas filiformes. Seu uso prolongado apresenta efeito carcinogênico. Por ser potencialmente irritativa, a água oxigenada não é um produto adequado ao tratamento da halitose.[85]

O possível efeito carcinogênico dos enxaguantes formulados com álcool tem sido alvo de diversos estudos. Na cavidade oral, é transformado por bactérias no metabólito genotóxico acetaldeído. Esta reação química é semelhante à que ocorre após a ingesta de bebidas alcoólicas e, segundo alguns autores, pode ter ação carcinogênica sobre o DNA da mucosa oral. Entretanto, ainda existem poucas evidências epidemiológicas consistentes que façam conexão com o câncer oral.[86] Solução salina já foi preconizada como enxaguante, porém tem tendência de causar ressecamento oral.

O uso de clorexidina, óleos essenciais e triclosan por 15 dias não apresenta impacto genotóxico. No que diz respeito ao desenvolvimento de resistência bacteriana pelos antissépticos orais, ainda não existe um protocolo que acesse o risco do seu desenvolvimento. O uso contínuo de enxaguantes por mais de 2 semanas, pode aumentar o risco de xerostomia, especialmente em pacientes que fazem uso de diversos medicamentos.

Conforme recente estudo, aplicar antissépticos somente nos sítios geradores do odor (como terço posterior da língua) pode contribuir para o equilíbrio da microbiota, pois ocorre diminuição nos níveis de anaeróbios.[87]

Outras modalidades de tratamento da halitose têm sido preconizadas, como o uso de antibióticos. O metronidazol tem sido utilizado no controle de gases originados de tumores infectados por anaeróbios em diversos nichos do corpo humano. Seu uso tópico ou sistêmico reduz a microbiota da língua e os níveis de gases odoríferos. Muitas vezes, é prescrito empiricamente, quando não se identifica o sítio da infecção anaeróbica ou em casos recalcitrantes. Segundo lida *et al*.,[88] pode-se utilizar 1 semana de metronidazol 200 mg 3 vezes ao dia, por 7 dias. A nistatina e o metronidazol são utilizados como enxaguantes e podem reduzir os níveis de odores. Outro antibiótico apresentado para o tratamento da halitose é a clindamicina na dosagem de 300 mg, 3 vezes ao dia.

Na literatura científica, encontramos uso de vacinas para o combate da halitose. Entretanto, sua efetividade é restrita, pois somente age contra um tipo de bactéria, o *Fusobacterium nucleatum*.[89] Diferentes materiais dentários podem ser impregnados de biocidas ou revestidos por resinas, que liberam íons bactericidas. As parasitoses, segundo um estudo, devem ser consideradas como causa de halitose.

A terapia fotodinâmica, descoberta em 1900, consiste em uma reação fototóxica que elimina bactérias presentes em biofilmes. Foi sugerida para a redução do mau odor da cavidade bucal.

A microbiota intestinal humana apresenta aproximadamente 100 trilhões de células microbianas e tem grande impacto na fisiologia, incluindo o metabolismo, absorção de nutrientes e imunidade. Desequilíbrios nesta população têm sido associados a várias situações, inclusive à halitose. Manipular a microbiota gastrointestinal não é um conceito novo. Existem registros de seu uso há 2000 anos, na China, para o tratamento de diarreia. Em 1958, foi publicado o primeiro artigo científico na medicina ocidental sobre o transplante da microbiota fecal na enterocolite pseudomembranosa. A partir desta data surgiram novas indicações terapêuticas, além de doenças gastrointestinais: autismo, síndrome da fadiga crônica, nefrolitíase e halitose. Seu uso é fundamentado na ideia de que microrganismos de indivíduos saudáveis podem restaurar alterações da microbiota intestinal.[90]

DENTADURAS

A maioria dos pacientes idosos com dentaduras falha em manter uma boa higiene. Como as outras superfícies, as dentaduras também são vulneráveis à formação de biofilmes, que se acumulam mais em materiais rugosos do que lisas. Os biofilmes encontrados nestas dentaduras podem ser de múltiplas bactérias e de espécies cândida. A cândida é capaz de metabolizar metionina liberando metilmercaptana. Na suspeita de que a prótese dentária seja o sítio de produção de metabólitos fétidos, encaminhamos nosso paciente para o dentista.

8 TRATAMENTO DA HALITOSE INTRAORAL

Diferentes abordagens podem ser utilizadas na remoção dos resíduos/biofilmes das próteses dentárias. Além da limpeza mecânica, encontramos o uso de clorexedina 0,5%, hipoclorito de sódio e até mesmo micro-ondas. Adesivos, apesar de não serem a modalidade de escolha para este tratamento, apresentam atividade antimicrobiana com boa ação efetiva sobre o mau odor originado nas dentaduras.

9

XEROSTOMIA E SEU TRATAMENTO

Régis Dewes

Xerostomia é a sensação de boca seca e pode estar relacionada com a diminuição ou as mudanças na composição da saliva. Entre 10 e 30% da população geral sente este desconforto. Usualmente ocorre quando o fluxo salivar é reduzido em cerca de 50% de seu valor normal.

Como já sabemos, o pH oral é o principal fator na formação da halitose. Durante o dia, o ato de falar e mastigar contribuem para o pH da saliva ser alcalino. Entretanto, indivíduos com xerostomia frequentemente apresentam pH ácido, o que pode contribuir na volatilização de moléculas não sulforosas, como aminas, indol e ácidos voláteis.

Diversas doenças, medicamentos e outras situações podem estar associadas à xerostomia ou à disfunção das glândulas salivares (Quadro 9-1).[91,92]

A desidratação é uma causa comum de xerostomia e hipossalivação, especialmente em idosos que consomem poucos fluidos. Pode também ser consequência de exercícios excessivos combinados com a pouca ingesta de água ou doenças/medicamentos. A desidratação é associada à queda do fluxo salivar da parótida. Recentemente, verificou-se que a desidratação, além de reduzir o fluxo salivar, diminui também a secreção de α-amilase e lisozima, que são proteínas antimicrobianas. Estes achados indicam que a desidratação pode comprometer nosso sistema defensivo.

É quase universal ocorrer ressecamento oral após a radioterapia na região da cabeça e do pescoço, pois as glândulas salivares, em especial a parótida, são bastante radiossensíveis. Caso a dose

9 XEROSTOMIA E SEU TRATAMENTO

Quadro 9-1 Fatores associados à boca seca[91,92]

Síndrome Sjögren, Lúpus eritematoso sistêmico, Esclerodermia, Artrite reumatoide
Sarcoidose
Hepatite autoimune
Hepatite tipo C
Infecção por vírus da família herpes: Epstein – Bar e citomegalovírus
Amiloidose
Doença de Crohn
Retocolite ulcerativa
Tiroidite
Diabetes mellitus tipo 1 e 2
Trauma cranioencefálico
Paralisia cerebral
Paralisia de Bell
Doença de Parkinson e Alzheimer
Síndrome da boca ardente
Vírus da imunodeficiência humana (HIV)
Parotidite epidêmica (caxumba)
Fibrose cística
Síndrome de Prader Willi
Restrição calórica
Intervalo entre as refeições
Estresse
CPAP e aparelho intra oral para ronco
Desidratação
Bulimia e anorexia
Radioterapia no câncer de cabeça e pescoço
Quimioterapia
Anti-hipertensivos, antidepressivos (principalmente tricíclico, bupropiona, citalopram), antipsicóticos, anti-histamínicos, broncodilatadores, relaxantes musculares, benzodiazepínicos, antagonista H2, inibidores da bomba de prótons, retinoides, drogas citotóxicas e anti HIV
Enxaguantes, álcool, café, tabagismo
Síndrome da apnea obstrutiva do sono
Respiração oral
Refluxo
Idade ↑ 65 anos

da radiação não exerça valores muito altos, existe a possibilidade de uma recuperação parcial do fluxo salivar, o que ocorre na maioria dos pacientes. Verificou-se também que os níveis de compostos sulforosos aumentam consideravelmente em pacientes irradiados na região da cabeça e do pescoço.

Seu diagnóstico, muitas vezes, pode ser fundamentado no histórico do paciente. Dificuldade para mastigar e deglutir, alteração do paladar, aumento do risco de lesões mucosas, cáries, candidíase, queilite angular, glossite, esofagite (pela perda da capacidade tampão da saliva), disfagia, dificuldade para utilizar próteses dentárias, alterações gustativas podem estar presentes em xerostômicos.

No exame da cavidade oral, em casos severos, podemos verificar mucosa atrófica, eritema e fissura no dorso da língua, resíduos alimentares, cáries, ausência de saliva. Casos mais leves incluem lábios secos, saburra, espessamento da saliva, despapilação. Diferente da xerostomia, o termo hipossalivação é fundamentado em medidas objetivas da secreção salivar (sialometria). O termo hipossalivação é fundamentado em medidas objetivas da secreção salivar (sialometria). Refere-se à condição em que a quantidade de saliva não estimulada é ≤ 0,1 mL/min e ≤ 0,7 mL/min se ocorrer estímulo pela mastigação (valores de referência 0,3-0,5 mL/min e 1-1,5 mL/min).

Vários questionários têm sido propostos para identificar os pacientes com xerostomia e hipossalivação, além de diferentes técnicas de mensuração da saliva. No artigo de Sasportas et al.,[93] encontramos ampla discussão sobre este tópico.

Existe grande quantidade de técnicas e estratégias para o manejo da boca seca. Orienta-se evitar fatores que aumentem o ressecamento da mucosa e a manter a boca úmida, o que pode ser obtido com o aumento da ingesta de líquidos e evitando-se cafeína, álcool e tabaco. Aconselha-se o uso de umidificadores, principalmente durante o sono. É importante indicar alimentos que requeiram bastante mastigação. Sabe-se que a mastigação reduzida, embora não seja a causa da xerostomia, pode produzir atrofia das glândulas salivares. A maioria das preparações tópicas dos substitutos da saliva são a base de carboximetilcelulose, mucina animal, óleo de canola e oliva, dentre outros. Essas soluções promovem alívio, mas não alteram a função das glândulas salivares. Gomas de mascar, balas sem açúcar e com xilitol podem aumentar o fluxo salivar, assim como sialogogos, mas para serem efetivos é necessária a presença de tecido salivar residual. Aos pacientes deve ser orientada a limitação de tais agentes tópicos, pois são transitórios. A hidratação adequada é fundamental.

O volume de ingesta de água varia de pessoa para pessoa. De uma maneira geral, a hidratação normal no adulto sedentário pode ser alcançada com 1,5 litro de água por dia. Praticantes de atividade física e pessoas que vivem em locais de temperatura alta, necessitam de ajustes na ingesta hídrica. Em contraste com a desidratação, o consumo excessivo de água em nosso meio é raro. Neste caso, hiperidratação causada pela retenção de água pode desencadear sérios riscos a saúde, como cirrose, nefropatia, insuficiência cardíaca, depleção de sódio.

O jaborandi é o nome popular dado às várias espécies de plantas do gênero Pilocarpus, que contém o alcaloide imidazólico pilocarpina nas suas folhas. Originária da região Amazônica, suas propriedades medicinais, incluindo a estimulação da saliva, tem sido reconhecida há muitos séculos por tribos indígenas do norte do Brasil. O fluxo salivar pode ser aumentado com a pilocarpina 5-10 mg, 3 vezes ao dia. Após a administração da pilocarpina ocorre rápido aumento da secreção salivar em cerca de 15 minutos, com um pico plasmático de cerca de 2 horas. Isto ocorre pela estimulação direta de receptores muscarínicos nas células acinares, e para ser efetiva necessita de certa quantidade de tecido glandular salivar ativo. Pode causar alguns efeitos colaterais, como asma, glaucoma, litíase renal e biliar, alterações cardíacas e hepáticas, sudorese, náuseas, flatulência, aumento na produção de urina. A pilocarpina é apresentada em comprimidos com 5 mg e colírio 1 ou 2%. Estudo com enxaguante formulado com 0,1% de pilocarpina em 10 mL de solução salina, apesar dos poucos efeitos colaterais, não mostrou efeito positivo na redução da xerostomia. São necessários mais estudos para estabelecer a concentração mínima de pilocarpina que seja efetiva sem produzir efeitos adversos. Outra opção para aumentar o fluxo salivar é o agonista colinérgico cevimeline. Assim como a pilocarpina, é contraindicado em casos de glaucoma de ângulo fechado, irite aguda e asma. O uso destes medicamentos deve ser reservado para casos de moderada à severa intensidade.[94]

A estimulação elétrica intraoral também pode apresentar efeito positivo na xerostomia. O uso de células-tronco de glândulas salivares é um grande avanço na cura desses pacientes com xerostomia.

10

MEDICINA COMPLEMENTAR E ALTERNATIVA

Régis Dewes

O controle da halitose crônica geralmente necessita de uma contínua abordagem, exigindo diferentes modalidades de tratamento e uma atenção especial do paciente. O uso indiscriminado de enxaguantes e raspadores linguais, as mais populares armas no combate à halitose, podem vir a se tornar intoleráveis e até mesmo prejudiciais. Novas alternativas de tratamento começaram a ser testadas e publicadas, buscando preencher o lugar da terapia química e mecânica do mau odor. A associação de que terapias mais naturais são desprovidas de efeitos adversos facilitou muito o crescimento da medicina complementar e alternativa; um grupo diverso de intervenções fora do âmbito médico convencional, cuja eficácia e segurança ainda estão para serem comprovadas.

Acupuntura, homeopatia, quiropraxia, aromaterapia, hipnose, medicina nutricional são exemplos de tratamentos complementares e alternativos, utilizados por grande parte da população, no tratamento de diversas doenças. Apesar de existirem evidências positivas para alguns tratamentos, muitos profissionais da saúde consideram a Medicina Complementar e Alternativa (MCA) uma prática ineficaz.

FITOQUÍMICOS

Nos últimos anos, têm ressurgido alguns compostos consagrados na medicina popular, com destaque para os fitoquímicos. Essas substâncias são encontradas em vários vegetais consumidos pelos seres humanos, como frutas, legumes, grãos, sementes, e podem servir de proteção contra algumas doenças.

Os polifenóis, flavonoides e até mesmo os compostos organossulforosos são exemplos de fitoquímicos e têm sido utilizados para o tratamento e a prevenção de várias patologias. Muitos desses compostos são preconizados para a redução do mau odor em decorrência de sua ação bactericida. Seus extratos podem estar presentes em diferentes apresentações, como gel para raspadores linguais, adesivos aplicados no palato, chicletes, enxaguantes e cremes dentais, ou serem consumidos in natura, como o chá verde (*Camellia sinensis*). Provavelmente, o chá verde é o fitoquímico mais famoso do mundo. Seu principal componente, a catequina, apresenta evidências positivas na inibição do crescimento bacteriano. Entretanto, para que seja efetivo, é necessário uma grande concentração desse componente e seu uso como enxaguante reduz muito pouco os níveis de CSV, assemelhando-se ao enxágue com água.[95]

O efeito sobre o mau odor de várias plantas tem sido pesquisado em diferentes lugares do mundo. Gêneros como o *Chrysanthemum*, *Echinacea*, *Garcinia* e *Cymbopogon* contribuem na composição de enxaguantes e dentifrícios, com resultados positivos na redução de compostos sulforosos.

ENZIMAS PROTEOLÍTICAS

A indústria de alimentos e farmacêutica tem extraído enzimas proteolíticas de frutas, como figo, pêssego, cevada e mamão. Essas enzimas degradam ligações peptídicas e são utilizadas como amaciantes de carnes ou no desbridamento de feridas. A redução da saburra, rica em proteínas, geralmente é feita mecanicamente e outras alternativas têm sido avaliadas. Estudo recente refere o uso de actinidina, enzima proteolítica originada da fruta kiwi (*Actinidia arguta*) como alternativa à remoção mecânica da saburra lingual. É utilizada em forma de tabletes como agente enzimático e pode quebrar as ligações proteicas da saburra, contribuindo na redução de compostos sulforosos.[62]

PRÓPOLIS

Desde a Antiguidade, o própolis é utilizado como medicamento popular em ferimentos. É uma substância composta por resinas de plantas, pólen e enzimas de abelhas. A história da medicina nas civi-

MEDICINA COMPLEMENTAR E ALTERNATIVA 10

lizações chinesa, tibetana, egípcia e greco-romana contém, em seus escritos, centenas de receitas utilizando mel, própolis, larvas de abelhas e, às vezes, as próprias abelhas. A colmeia usa o própolis para se proteger contra insetos, microrganismos e para a assepsia do local de postura dos ovos da abelha rainha. Pode ter ação antibacteriana e reduzir compostos sulforosos.

PROBIÓTICOS

Os probióticos são definidos como microrganismos vivos que, se administrados em quantidades adequadas, conferem benefícios à saúde. São utilizados para modular a população de microrganismos em diferentes regiões do corpo humano, substituindo aqueles considerados patológicos. Seu uso abrange, diversas doenças, como a redução do câncer de cólon, infecções urinárias e diarreia.

Diferentes bactérias probióticas, como o *Lactobacillus*, encontradas no leite fermentado, *Streptococcus thermophilus* e a cepa K12 do *Streptococcus salivarius*, extraído da saliva de crianças saudáveis, são utilizadas no tratamento da halitose intraoral. A cepa K12 do *Streptocccus salivarius* é grande produtora de bacteriocinas, que são proteínas com ação bactericida ou bacteriostática. Além do tratamento da halitose, tem sido preconizada na redução de tonsilites estreptocócicas, otite média aguda e candidíase oral. Sabe-se que o *Streptococus salivarius* predomina em indivíduos sem halitose e o uso de sua cepa K12 é sugerido como efetivo na redução de compostos voláteis sulforosos.

Cepas da *Escherichia coli* tem sido utilizadas no tratamento de moléculas odoríferas originadas no intestino. O emprego dos probióticos deve ser regular, pois não temos uma colonização permanente desses microrganismos na cavidade oral.

A manipulação da microbiota com probióticos pode inibir patógenos, reforçar o sistema imunológico e melhorar a absorção de nutrientes. Embora a maioria das evidências sugira que os probióticos são seguros, seu uso tem sido associado a efeitos adversos como bacteriemia, fungemia e isquemia gastrointestinal, sendo recomendado considerar a relação risco-benefício.

11

OUTRAS ABORDAGENS NÃO FARMACOLÓGICAS

Régis Dewes

Sabe-se que os métodos não farmacológicos, como gomas de mascar, pastilhas e *sprays* aromáticos produzem resultados pouco expressivos no combate à halitose. Sua ação geralmente é restrita ao mascaramento do odor pelo aroma desses produtos. As gomas de mascar têm sido usadas há séculos para limpar a boca e refrescar o hálito. Nos últimos anos, ganhou aceitação como forma farmacêutica para o tratamento de doenças sistêmicas e da boca. Diferentes ingredientes ativos, como bicarbonato, zinco, probióticos extratos vegetais têm sido incorporados à redução do mau odor oral. Mascar chicletes é amplamente utilizado por pessoas preocupadas com o hálito. Além do aumento do fluxo salivar, sua ação mecânica diminui o acúmulo de saburra, removendo alguns substratos envolvidos no mau odor. Por outro lado, a salivação produzida pelo uso de chicletes sem açúcar é capaz de aumentar a concentração de bicarbonato, elevando o pH oral, podendo aumentar os níveis de metilmercaptana. Os chicletes com açúcar tendem a ser mais efetivos na redução desses compostos, pois podem baixar o pH oral. Cabe lembrar que as gomas de mascar não são consideradas um substituto da tradicional higiene oral. Obviamente que mascar chicletes por longos períodos pode produzir dor e fadiga na musculatura mandibular. Entretanto, se não houver desordens mandibulares, existe uma rápida recuperação após interrompermos o seu uso.

De maneira geral, os chicletes contribuem diminuindo o mau odor em casos leves e moderados.[96,97]

11 OUTRAS ABORDAGENS NÃO FARMACOLÓGICAS

O xilitol é um adoçante com cinco polímeros de carbono encontrado em frutas e vegetais. É associado à diminuição de cáries, em virtude do aumento do pH intraoral e o fluxo salivar. Seu uso por curtos períodos não altera a microbiota oral em crianças. Apesar do grande número de publicações científicas sobre este composto, é necessário mais pesquisas sobre sua ação na halitose.

A inulina é um nutriente funcional ou nutracêutico, composto por frutose, encontrado, naturalmente, em inúmeros vegetais como a chicória. Atribui-se seu consumo à baixa do pH na superfície da língua.

Pastilhas abrasivas com 0,5% de gluconato de zinco também podem apresentar efeito na redução de compostos voláteis, bem como na redução do mau odor. Já as pastilhas com componentes à base de menta, apesar da sensação de frescor e limpeza na boca, não apresentam boa efetividade. Sua ação geralmente é restrita ao mascaramento do odor pelo aroma contido nestes produtos.

Diferentes plantas do gênero *mentha*, inseridas em pastas de dente, podem contribuir para uma moderada redução do sulfeto de hidrogênio. Aromas originados da canela (*Cinnamomum zeylanicum*), salsa (*Petroselium crispium*) e outros, também são citados como efetivos na redução do sulfeto de hidrogênio.

12

HALITOSE EXTRAORAL NÃO HEMATOGÊNICA

Régis Dewes

A halitose extraoral não hematogênica refere-se ao odor originado no nariz, seios paranasais, laringe, pulmões e trato digestório superior. Recentemente, foi sugerida nova classificação, onde a halitose produzida no trato respiratório é designada como halitose tipo 2, e a do trato gastrointestinal, tipo 3.[6] Diferentes processos, como as tonsilites, divertículo de Zenker, disfagia, câncer na região faringolaríngea, rinossinusites, cistos nasofaríngeos, processos infecciosos ou malignos nas vias aéreas inferiores, entre outras, podem produzir diferentes metabólitos com odor desagradável. Nesses casos, geralmente, percebe-se o odor no ar exalado, tanto pelo nariz quanto pela boca, exceto quando a origem dos metabólitos está acima da orofaringe, que será percebido somente no nariz. Entre 2,9 e 10% dos casos de mau odor, segundo vários trabalhos, podem estar relacionados com as manifestações otorrinolaringológicas.[7]

NARIZ E SEIOS PARANASAIS

Rino-Halitose

Muitos artigos têm discutido o hálito originado na boca, entretanto, poucos são focados na participação nasal, especialmente em condições não patológicas. Estudos mais antigos citam as infecções nasossinusais como a principal causa da halitose extraoral, embora, na prática clínica, o odor seja pouco percebido.[6]

A microbiologia da cavidade nasal de indivíduos sadios raramente apresenta bactérias anaeróbias produtoras de compostos voláteis sulforosos. No que se refere aos seios paranasais, alguns estudos observaram microbiota anaeróbia e com potencial para originar metabólitos voláteis nada agradáveis. Brook et al., estudando a microbioata bacteriana, em 12 adultos que realizaram septoplastia, encontrou diferentes gêneros de bactérias anaeróbias, principalmente, *Prevotella*, *Porphyromonas* e *Fusobacterium*.[98] Outro estudo do mesmo autor verificou a presença de bactérias Gram-negativas anaeróbias, produtoras de compostos voláteis, no seio maxilar.[99] Em contraste, Sobin et al. não constataram crescimento bacteriano em 12 voluntários sem doenças sinusais.[100]

Indivíduos saudáveis secretam cerca de 20-40 mL de muco nasal a cada 24 horas. Esse muco consiste em íons, imunoglobulinas, células descamadas, glândulas seromucosas, glicoproteínas, entre outros. O transporte ciliar leva o muco nasal para a rinofaringe, onde alcança a região posterior da língua e é deglutido junto com outras partículas e bactérias. Apesar de ser citado por alguns autores como um dos componentes da saburra lingual, sua relação com a halitose ainda não foi formalmente investigada. Geralmente, mesmo purulento, não é odorífero. Quando é fétido pode causar mau odor oral.[6]

Diversos trabalhos correlacionam a halitose como uma das manifestações das rinossinusites. A maior parte das rinossinusites agudas é viral. Cerca de 5-10% apresentam bactérias anaeróbias. A halitose na rinossinusite aguda geralmente é secundária a infecções odontogênicas. Nessas infecções, ocorre a predominância de bactérias Gram-negativas anaeróbias da cavidade oral e produtoras de compostos sulforosos, principalmente *Prevotella*, *Porphyromonas*, *Peptostreptococcus*.

A atividade bacteriana em uma rinossinusite irá produzir diversos compostos voláteis odoríferos ou não, como dimetil sulfeto, acetona, ácido acético, índole e outros. Alguns compostos são comuns a várias espécies, outros são exclusivos a determinadas espécies.

A rinossinusite crônica apresenta maior envolvimento de bactérias anaeróbias, atingindo cerca de 50% dos casos, o que pode produzir halitose com maior frequência. Seu tratamento, muitas vezes, é cirúrgico, e sobre isso encontramos poucas referências de seu impacto na melhora da halitose. É citada por alguns autores a melhora da halitose após intervenção cirúrgica em pacientes com rinossinusite crônica.[101] Esses estudos não relatam se a melhora é subjetiva ou testemunhada.

É importante lembrar que podemos ter uma alta precisão diagnóstica da rinossinusite crônica, combinando os sintomas com endoscopia, sem necessidade de exames de imagem. É muito pouco provável que pacientes com queixa de dor na face e com endoscopia nasal normal apresentem rinossinusite.

Os processos destrutivos do osso nasal, palatino, corpo estranho, geralmente, envolvem bactérias anaeróbicas, com produção de moléculas voláteis desagradáveis.

Rinite atrófica, também conhecida como rinite seca ou *sicca* ou *ozena*, é uma doença inflamatória crônica caracterizada por uma atrofia progressiva da mucosa nasal e do osso subjacente. Nessa patologia, ocorre a formação de crostas fétidas, advindas da atividade bacteriana anaeróbia Gram-negativa, mais especificamente a *Klebsiela ozenae*. Existem muitas teorias e hipóteses para explicar a ozena: processos infecciosos crônicos, destruição excessiva da mucosa nasal, alterações hormonais, desnutrição, deficiência de ferro, hereditariedade, autoimunidade, cirurgia nasal radical, trauma e irradiação, mas sua etiologia ainda permanece obscura. O pouco que se sabe é que a ozena acontece espontânea e lentamente.

Encontramos na literatura médica mais de 15 tipos de tratamento clínico para a ozena, como a irrigação nasal, uso de antibióticos tópicos e sistêmicos, vacina, suplementos com zinco, ferro, vitamina A e D, estradiol, entre outros. Além disso são descritos mais de 25 procedimentos cirúrgicos distintos, focando a diminuição do diâmetro nasal, melhora da lubrificação, vascularização e regeneração da mucosa. Ainda não temos um tratamento padronizado para essa patologia.

A síndrome do nariz vazio é uma desordem rinológica rara. Geralmente, ocorre anos após uma cirurgia nasal, principalmente sobre os cornetos inferiores. O quadro clínico mais comum é a obstrução nasal persistente. Além disso, os pacientes reclamam da presença de crostas e mau hálito. Outros sintomas incluem dor de cabeça e face, dispneia, anosmia, epistaxe, alterações do sono e rinorreia mucopurulenta. Segue o mesmo tratamento da rinite atrófica.

Os cistos nasofaríngeos são lesões raras e, geralmente, congênitas. A maioria dos pacientes é assintomática, mas podem-se manifestar na adolescência ou na idade adulta. Cisto de Tornwald, cistos de fenda de Rathke, teratoma, tumores epidermoides e dermoides, encefalocele nasofaríngea e craniofaringeoma podem cursar com cefaleia, disfunção tubária, ptose palpebral, diplopia, otite média serosa e halitose.

A rinolitíase é uma massa mineralizada encontrada no nariz. A maioria dos casos é de corpos estranhos, embora encontremos elementos endógenos como dentes, fragmentos ósseos, restos epiteliais, crostas sanguíneas, secreções purulentas que sofrem mineralização. A porção central do rinólito pode ter material orgânico.

Os tumores da cavidade nasal são raros, e, muitas vezes, sangrantes, eliminando odores. Existem vários trabalhos sobre a produção de certos metabólitos fétidos por tumores cancerígenos, em diferentes locais de nosso organismo, como, por exemplo, os compostos sulforosos tumorais. É importante mencionar que o câncer e suas terapias, incluindo a quimioterapia e a radioterapia, podem afetar significativamente a percepção do odor.[102]

Vias Aéreas Inferiores

O microbioma das vias aéreas inferiores em indivíduos saudáveis ainda não está completamente estabelecido, sendo, muitas vezes, considerado estéril. No entanto, em situações patológicas, como a tuberculose ou a infecção por anaeróbios, pode ocorrer a produção de diversos compostos voláteis odoríferos. O câncer de pulmão produz metabólitos odoríferos, no entanto, o hálito não é afetado em virtude da baixa concentração de moléculas repulsivas.

Faringe e Laringe

A região laringofaríngea é um sítio de tumores, sendo o material necrótico a principal causa da halitose.

A presença de corpo estranho na faringe geralmente causa um quadro de disfagia, dor, salivação excessiva, infecções de vias aéreas superiores, celulite ou abscesso retrofaríngeo e halitose. Nestes casos, o mau odor pode ser a única manifestação de um corpo estranho no segmento faríngeo.

HALITOSE EXTRAORAL NÃO HEMATOGÊNICA 12

As tonsilas linguais são nódulos linfáticos semelhantes às tonsilas palatinas e estão situados entre às papilas circunvaladas e às valéculas. A principal causa do aumento de seu volume é a hiperplasia pós-adenotonsilectomia, podendo também ser de origem infecciosa, alérgica ou irritativa.

O exame normal da orofaringe não afasta alteração nas tonsilas linguais, que geralmente produz intensa dor de garganta. Além disso, devemos estar atentos ao fato de que uma massa nesta região pode ser o ducto do cisto tireoglosso, cisto dermoide, linfangioma, adenoma, fibroma, linfoma, carcinoma de células escamosas, cisto mucoso de retenção e tecido tireóideo ectópico. Estas alterações podem-se manifestar por meio de odinofagia, otalgia, *globus*, tosse crônica, apneia obstrutiva do sono e halitose.[103]

Esôfago

A halitose pode estar presente em pacientes com dificuldades de deglutição. Resíduos alimentares e secreções acumuladas nos distúrbios do segmento faringoesofágico, podem sofrer composição bacteriana, eliminando diversos metabólitos fétidos, que variam de acordo com os aminoácidos presentes, como triptofano, lisina, arginia e ornitina.

As desordens da motilidade do esôfago, muitas vezes, são difíceis de serem diagnosticadas. Disfagia, pirose, dor torácida, globo faríngeo são os sintomas mais importantes. Deficiências no *clearence* esofágico destes pacientes são citadas como causas de halitose. Lesões fixas do esôfago, como divertículo de Zenker e disfunção cricofaríngea, também estão associadas à halitose. O divertículo de Zenker, também denominado divertículo cricofaríngeo ou faringoesofágico, geralmente ocorre em torno da 7^a e 8ª décadas de vida, raramente antes dos 40 anos. Localiza-se na parede posterior da hipofaringe em razão do relaxamento inadequado do músculo cricofaríngeo, formando uma bolsa. O sintoma mais comum é a disfagia, onde o paciente necessita deglutir várias vezes, seguindo-se tosse e rouquidão. Pode alcançar vários centímetros em tamanho, permitindo o acúmulo de resíduos alimentares, produzindo alterações gustativas e halitose, presente em grande número de pacientes. Suspeitamos da presença do divertículo de Zenker se, durante uma endoscopia de laringe, verificamos maior quantidade de secreção no seio piriforme esquerdo, se comparado com o direito. O diagnóstico é confirmado por intermédio do estudo dinâmico da deglutição. A ocorrência de fístula entre o esôfago e as vias aéreas é uma das complicações dos divertículos. Esta fístula também pode ser congênita, traumática, inflamatória e tumoral. A tosse associada à alimentação é o sintoma mais comum. A halitose pode estar presente e ser o único sintoma.[104] Regurgitação é o retorno do conteúdo gastroesofágico para a faringe. Ocorre sem esforço e náusea, diferente do vômito. É um sintoma da acalasia e pode apresentar alimentos parcialmente decompostos, causando halitose. Diversos tumores na região da cabeça e pescoço e pulmões, assim como o câncer do esôfago, que apresenta um quadro de disfagia e odinofagia progressiva, perda de peso e dor torácica, também podem cursar com a halitose.

HALITOSE EXTRAORAL NÃO HEMATOGÊNICA 12

```
Origem, distribuição e eliminação dos compostos
orgânicos voláteis (COV)
```

- Síntese endógena de COV
- Absorção enteral de COV dos alimentos

↓

Distribuição intracorporal dos COVs na corrente sanguínea e outros fluidos

↓

- Excreção renal e hepática
- Pulmões

↓

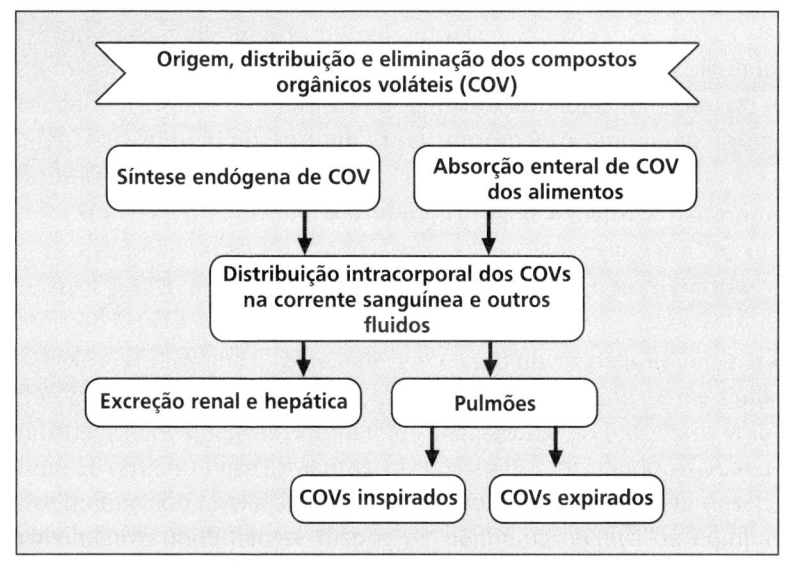

- COVs inspirados
- COVs expirados

Fonte: Jankowski J, Westhof T, Vaziri ND *et al*. Gases as uremictoxins: is there something in the air? *Semin Nephrol* 2014 Mar.;34(2):135-50.

13
TONSILAS PALATINAS E A HALITOSE

Régis Dewes ▪ Il Gyu Kang

As tonsilas palatinas, faríngeas (adenoides) e linguais formam a maior parte do anel linfático faríngeo. Descrito pelo anatomista alemão Wilhelm Waldeyer, este segmento de tecido linfático, também conhecido como anel linfático de Waldeyer, localiza-se na orofaringe e rinofaringe. Vários estudos têm associado as tonsilas palatinas à emissão de moléculas odoríferas, principalmente em razão de processos infecciosos crônicos e os tonsilólitos. Sabemos que os metabólitos produzidos por bactérias aderidas na cavidade oral, principalmente na região posterior da língua, são os maiores responsáveis pelo mau odor. Uma vez que a área da superfície da cavidade oral é maior do que a superfície da faringe, estima-se que pequena porção de gases venha de estruturas da faringe, como as tonsilas palatinas.[105]

Os processos inflamatórios agudos das tonsilas geralmente envolvem o *Streptococus* beta-hemolítico do grupo A, *staphiloccocus, Haemophilus influenza*, vírus e outros fatores não infecciosos. Apesar de estes microrganismos produzirem compostos voláteis como parte de seu metabolismo, sabemos que os principais gases da halitose são originados de bactérias anaeróbias. Encontramos anaeróbios nas infecções crônicas das tonsilas. A microbiota das tonsilas é semelhante à região posterior da língua.

A face externa de cada tonsila apresenta cerca de 10 a 20 criptas, que são invaginações tubulares em direção ao parênquima. Estas criptas, dependendo de sua profundidade, podem acumular células epiteliais descamadas da mucosa oral, proteínas salivares, resíduos alimentares, levando à formação de uma massa viscosa,

13 TONSILAS PALATINAS E A HALITOSE

friável, denominada caseo, que em latim significa queijo. Sua composição é semelhante à placa bacteriana e exibe densa concentração de bactérias anaeróbias dos gêneros *Eubacterium*, *Fusobacterium*, *Megasphaera*, *Porphyromonas*, *Prevotella*, sabidamente produtoras de compostos sulforosos.[106] Podem apresentar-se únicos, múltiplos, de diferentes tamanhos, em uma ou ambas as tonsilas.

O caseo pode ser verificado em ambos os sexos, raramente ocorre em crianças e aumenta com a idade. Com o passar do tempo, esse aglomerado de matéria orgânica, no estado de gel, pode sofrer a deposição de cálcio e outros minerais como magnésio, fosfato e amônia, tornando-se mais denso, formando os tonsilólitos. Este processo denomina-se calcificação distrófica e ocorre, igualmente, em diversos tecidos degenerados. Sua etiopatogenia ainda não está bem estabelecida. Sugeriu-se que processos inflamatórios de repetição podem contribuir na formação destas partículas. Em recente estudo com base em tomografia computadorizada, em 2.873 pacientes, verificou-se prevalência de 39,9% destas partículas.[107]

A deposição e a organização do cálcio pode ser verificada na região peritonsilar e nas tonsilas faríngeas. É possível que estas partículas, por serem um reservatório de bactérias, contribuam para infecções das tonsilas. Estes casos, vistos com frequência no consultório do otorrinolaringologista, estão fortemente relacionados com a queixa de halitose, em razão de sua atividade proteolítica.

DIAGNÓSTICO

Estabelecer as tonsilas palatinas e, principalmente, o caseo como responsáveis pela halitose pode ser um desafio. Localizadas na junção oronasal do fluxo aéreo, as tonsilas palatinas emitem voláteis que são percebidos no nariz e na boca.[67] Sua presença pode desencadear alterações gustativas desagradáveis, não serem percebidos pelos outros e serem interpretados como halitose. Além disso, verificou-se, através da microscopia eletrônica, que as bactérias anaerobicas distribuem-se no centro, e os gases repulsivos são liberados, provavelmente, quando as partículas são espremidas.[108]

É importante não esquecer que somente questionar os pacientes se sofrem de halitose não é um método confiável. Tanto a mensuração organoléptica quanto a halimetria não permitem a diferenciação entre odores produzidos nas tonsilas e cavidade oral, mas são úteis para confirmar a halitose. Em geral, atribuímos o caseo como fator de produção do mau odor oral quando confirmamos a presença destas partículas e não identificamos outros nichos de produção de metabólitos.[105]

O diagnóstico pode ser feito clinicamente, com base nos sintomas e no exame físico. Filkenstein sugeriu cheirar as secreções originadas das tonsilas palatinas.[21] Outros sintomas podem estar presentes. Geralmente, os cálculos menores são assintomáticos. Entretanto, os maiores, podem produzir alguns sinais e sintomas, como sensação de corpo estranho, irritação na garganta, odinofagia, abcesso peritonsilar, edema na fossa tonsilar. Se localizados mais profundamente, algumas vezes causam aumento unilateral das tonsilas.

A inervação das tonsilas é feita pelo nervo glossofaríngeo, e o caseo pode produzir irritação ou dor nas orelhas através do seu ramo timpânico (nervo de Jacobson), que veicula a sensibilidade da membrana timpânica, tuba auditiva e região mastóidea. Além disso, os tonsilólitos são suspeitos de provocar dor orofacial ou neuralgia do glossofaríngeo.

A oroscopia nem sempre confirma a presença destes cálculos e ele pode ser facilmente negligenciado, muitas vezes não detectando a presença do caseo. Podem-se utilizar duas espátulas, uma na região posterolateral da língua e outra contra, na região do palatoglosso, deslocando a tonsila de sua fossa para o lúmen da orofaringe e exalando as partículas.

O uso do telescópio de laringe, ou mesmo do antigo espelho de Garcia, pode nos auxiliar principalmente na inspeção do polo inferior da tonsila. Em algumas situações, pode ser necessário o uso de exames de imagem. Vale lembrar que a radiografia é uma forma de energia eletromagnética ou radiação capaz de penetrar nosso organismo e reproduzir uma imagem de várias densidades. A imagem produzida é o resultado da atenuação dos raios X pela estrutura por onde transita. Em geral, quanto maior a densidade, maior atenuação e, consequentemente, melhor imagem. Os cálculos nas tonsilas podem-se apresentar em diferentes estágios de calcificação e, muitas vezes, não atenuam essa radiação. Neste caso, não fornecem imagens detectáveis. Isto explica a baixa acurácia diagnóstica dos raios X convencionais na detecção dos casos, com menos de 8%.

A tomografia computadorizada, desenvolvida no início da década de 1970, também utiliza radiação. Entretanto, diferente do raios X, que usam apenas uma projeção, a tomografia utiliza múltiplas projeções de radiação sobre o corpo para formar a imagem. Isto permite a visualização de grande variedade de estruturas de diferentes densidades. A tonsilolitíase pode ser confundida com outras calcificações da região do pescoço. Isto se deve ao fato de que a deposição de cálcio ocorre em diversos locais e tecidos do corpo humano que sofreram traumas, infecções ou alterações metabólicas. Um exemplo é a que ocorre na bifurcação da artéria carótida.

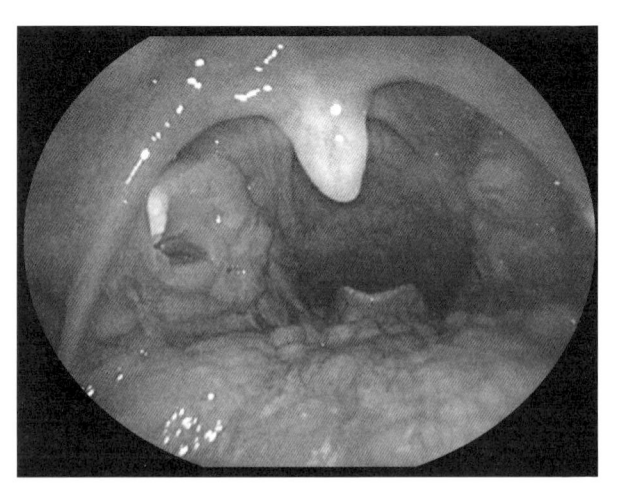

Ver *Prancha* em *Cores*.

TRATAMENTO

Talebian *et al.*[105] referem que 9,9% dos pacientes que buscaram atendimento em clínica especializada em halitose já haviam realizado tonsilectomia. Exatamente pelo risco do insucesso deste procedimento cirúrgico, é fundamental verificar se a halitose se reduz a níveis socialmente aceitáveis, por meio de um tratamento químico ou mecânico.

Na literatura científica, são citados diferentes tratamentos, como: enxaguantes, soluções salinas, irrigação, massagem nas tonsilas, antibióticos sistêmicos (metronidazol, amoxicilina, clindamicina), hidratação com bebidas sem cafeína. O uso de antibióticos promove somente um alívio transitório. A curetagem tem sido sugerida. Entretanto, estas partículas formam-se novamente (podem ser eliminadas espontaneamente), o que limita sua remoção.

Quando o tratamento conservador falha, estamos autorizados a indicar amigdalectomia ou criptólise. A realização da criptólise a *laser*, feita com anestesia local e ambulatorial, deve ser considerada como alternativa à tonsilectomia em pacientes com tonsilas pequenas, pouco reflexo nauseoso e cooperativos.

O *laser* é um dispositivo que produz uma luz, e a palavra LASER é o acrônimo inglês das palavras *Light Amplification of Stimulated Emission of Radiation*. Traduzindo: Amplificação da Luz por Emissão Estimulada de Radiação. Desde sua criação, em 1960, surgiram vários tipos, e o acesso relativamente fácil da cavidade oral e orofaringe tem favorecido o desenvolvimento de inúmeras aplicações do *laser* nesta região. *Laser* de CO_2 e outros como KTP, Nd:YAG, argônio e diodo são os mais utilizados para coagular pequenos vasos, cortar e eliminar tecidos, principalmente no segmento laringofaríngeo.

Na criptólise das tonsilas, o *laser* de CO_2 tem sido utilizado há mais de 20 anos. Foi desenvolvido em 1964 e seu uso médico teve início em 1970. Emite um feixe de luz com grande afinidade pela água e, ao entrar em contato com as moléculas de água presentes nas tonsilas, gera calor e carboniza os tecidos. Como alternativa ao CO_2, o *laser* de diodo pode ser utilizado para o tratamento de uma ou duas criptas tonsilares.[21]

Existem poucos estudos das indicações da tonsilectomia no adulto. As mais comuns são os processos infecciosos crônicos, seguidos pela obstrução das vias aéreas, secundária à hipertrofia ou suspeita de neoplasia. Embora não se encontrem estudos clínicos que apoiem este procedimento, é indicada, com frequência, no tratamento do *fetor oris*. A tonsilectomia pode ser indicada quando gerenciarmos todas as outras causas e, mesmo assim, persistir a halitose.[108]

14

HALITOSE GASTROESOFÁGICA

Régis Dewes

A maioria das pessoas, inclusive os próprios médicos e dentistas, costumam associar o trato gastrointestinal como o principal responsável pela halitose. Neste controverso tópico, encontramos diversas publicações científicas principalmente sobre o impacto do refluxo e da infecção pelo *Helicobacter pylori* na gênese de moléculas odoríferas.

REFLUXO GASTROESOFÁGICO

O esôfago é um complexo tubo muscular que conecta a faringe ao estômago, atuando como canal de transporte dos alimentos e prevenindo o refluxo do conteúdo gastroduodenal.

Sabemos que o retorno do conteúdo gástrico ao esôfago é um fenômeno fisiológico comum, principalmente após as refeições. Este refluxo apresenta diferentes concentrações de ácido, pepsina, gás, bile e enzimas pancreáticas (Quadro 14-1). O contato destas substâncias com diferentes receptores da gustação, distribuídos ao longo da língua e do segmento faringoesofágico, pode desencadear um "gosto ruim ou amargo" e ser interpretado como halitose. A maior parte dos estudos que correlacionam a halitose e as doenças gastrointestinais é apoiada na análise subjetiva da halitose. Como já sabemos, estabelecer a autopercepção do mau cheiro para atestar a presença da halitose não pode ser considerado um método válido, uma vez que existe pouca correlação com a mensuração objetiva.[7]

A exposição rápida e pouco frequente do refluxo não costuma promover lesões na mucosa esofágica. Quando desencadeia sintomas ou lesões teciduais, é chamado de doença do refluxo gastroe-

14 HALITOSE GASTROESOFÁGICA

Quadro 14-1

O refluxo gástrico apresenta o seguinte conteúdo:
- Ácido gástrico – produzido por glândulas fúndicas da mucosa gástrica. Apresenta pH em torno de 2, mantido pela bomba de próton H/K Atpase
- Pepsina – é a principal enzima do suco gástrico. Ativada pelo ácido gástrico, apresenta atividade proteolítica em condições mais ácidas, com pH em torno de 2 e 3. No entanto, pode ainda manter-se ativa até o pH de 6,5
- Bile – produzida pelos hepatócitos e armazenada na vesícula biliar. Atua como surfactante, contribuindo na emulsificação de gordura. O refluxo biliar é conhecido por causar esofagite e outras alterações extra-esofágicas
- Tripsina – produzida no pâncreas e secretada no duodeno, atuando na hidrólise de peptídeos em aminoácidos

sofágico (DRGE), cuja principal queixa é a sensação de queimação retroesternal.

O deslocamento para estruturas supraesofágicas ou a irritação do terço distal do esôfago, pelo refluxo, podem desencadear o refluxo laringofaríngeo (RLF). Embora não seja inteiramente aceito que DRGE e RLF estejam em um *continuum* com o mesmo mecanismo fisiopatológico, muitos estudos diferenciam este fenômeno em duas patologias distintas. No RLF, podemos ter uma série de sintomas e manifestações, como disfonia, tosse, pigarro, disfagia, sensação de corpo estranho na garganta, laringospasmo, rinorreia posterior, asma, carcinoma de laringe. A queixa halitose também tem sido incluída em pacientes com RLF.

Possíveis contribuições do RLF na halitose ainda estão em estudo. Uma delas é o papel da *Solobacterium moorei*, bactéria anaeróbia e Gram-positiva, com grande prevalência no dorso da língua em indivíduos com halitose. Verificou-se em estudo que esta bactéria é capaz de produzir, *in vitro*, sulfeto de hidrogênio, muitas vezes com a participação de um componente do refluxato, a tripsina pancreática.[109] Outro fator a ser analisado é a influência do muco nasal na gênese do mau odor. Em circunstâncias normais, diariamente produz-se entre 20 e 40 mL de muco nasal, com propriedades reológicas ideais. Vários trabalhos associam o aumento da secreção nasal posterior a refluxo. Embora não exista uma evidência direta, alguns autores dizem que o acúmulo desta secreção na região posterior da língua contribui para a halitose por meio da putrefação de seus compostos. Em relação à saburra lingual, segundo Kislig e colegas, não foram verificadas diferenças estatísticas em seu volume, nos pacientes com e sem refluxo gastroesofágico.[110]

O impacto da doença do refluxo gastroesofágico na microbiota oral é avaliado por alguns estudos, principalmente os gêneros *lactobacillus* e *streptococcus*, que podem estar em menor quantidade. Trabalhos científicos sobre bactérias produtoras de compostos voláteis odoríferos e refluxo não foram encontrados. Outros parâmetros avaliados em pacientes com refluxo, foram a variação do pH intraoral e o volume de saliva com diferentes resultados. A redução do volume de saliva foi sugerida como um possível indicador da DRGE.

Diferentes alterações anatômicas e fisiológicas estão presentes na hérnia de hiato, como a diminuição da peristalse esofágica e o aumento da área de secção transversal da junção gastroesofágica. Estes e outros fatores acabam contribuindo para a DRGE e halitose, segundo recentes estudos.[111]

Na DRGE, o contato do conteúdo gástrico ou gastroduodenal pode lesionar a mucosa esofágica e, de acordo alguns autores, produz sulfeto de hidrogênio.

A relação entre halitose e DRGE ainda é controversa, necessitando de mais estudos.[112] O mau odor é influenciado por uma combinação de vários fatores. Incluir a DRGE e o RFL como um desses fatores ainda é uma questão em aberto, necessitando de mais estudos com a utilização de critérios objetivos e mais precisos na confirmação da halitose.

ESTÔMAGO

As reações metabólicas no estômago, mesmo em condições saudáveis, produzem diferentes gases como ácido acético, etanol, dissulfeto de carbono e acetona. Além desses, foram identificados outros gases no estômago na presença do *Helicobacter pylori*, como o sulfeto de hidrogênio, metilmercaptana, amônia, butanona (cetona – odor adocicado), cianeto de hidrogênio e outros.

14 HALITOSE GASTROESOFÁGICA

O *Helicobacter pylori* é uma bactéria Gram-negativa, e sua presença no estômago está diretamente associada a numerosas doenças gástricas, como gastrite crônica, úlcera gástrica e duodenal péptica adenocarcinoma. Estima-se que 50% da população seja infectada por esta bactéria. Sua influência no desenvolvimento de patologias da cavidade oral permanece desconhecida. Em recente trabalho científico, verificou-se que a erradicação do *H. pylori* diminui tanto a halitose, quanto a saburra lingual. Segundo Lee *et al*. algumas cepas do *H. pylori* produzem o sulfeto de hidrogênio e a metil mercaptana. Entretanto, mesmo que sejam produzidos no estômago, ainda não foi confirmado se estas moléculas conseguem ser carregadas pela corrente sanguínea até os pulmões.

A presença de compostos sulforosos no ar do estômago pode ser atribuída à deglutição de saliva. Tangermann *et al*. verificaram que a concentração de tais substâncias foi extremamente baixa, perto de zero, sendo sugerido não haver uma relação direta entre a halitose causada por compostos sulforosos e o estômago.

A concentração normal de amônia no ar exalado apresenta variação entre 50 e 2.000 ppb. Em pacientes com úlcera, estes valores se elevam (entre 2-10ppm), o que pode indicar o envolvimento do estômago na halitose. Entretanto, enzimas (urease) na saliva também produzem este gás, prejudicando sua mensuração. Muitos autores consideram a cavidade oral como o reservatório primário do *Helicobacter pylori*. Muitas vezes, a melhora do hálito é atribuída à erradicação do HP no estômago. Entretanto, pode ser causada pela ação sistêmica dos antibióticos sobre este reservatório oral.

15

HALITOSE EXTRAORAL HEMATOGÊNICA

Régis Dewes

Em contraste com a bem pesquisada e compreendida halitose intraoral, os odores originados fora da boca têm recebido muito pouca atenção ao longo da história. Uma vez que muitas pessoas com sintomas leves não procuram ajuda, é possível que seja uma desordem subdiagnosticada. Sabemos que centenas de compostos voláteis, odoríferos ou não, são produzidos em nosso organismo ou absorvidos do meio ambiente e eliminados pela respiração.

Estima-se que em torno de 0,5-3% das pessoas eliminam cheiros nada agradáveis, produzidos em regiões distais à boca, durante a fala ou a respiração.[114] A maioria dos gases da halitose extraoral é neutra, o que dificulta a sua remoção. A halitose extraoral pode ser a manifestação de uma séria doença, o que representa um desafio ainda maior tanto para o seu diagnóstico quanto para seu tratamento.

Diferentes partes do corpo, como estômago, intestino, fígado, podem produzir moléculas voláteis odoríferas. Muitas dessas moléculas são transportadas pela corrente sanguínea e vasos linfáticos até os alvéolos, sendo eliminadas na respiração. Este fenômeno tem sido classificado como halitose extraoral hematogênica (HEH) e, mais recentemente, em halitose tipo 4. A maior parte dos pacientes com mau odor formado fora da cavidade oral apresentam este tipo de halitose. Nestes indivíduos, são percebidos gases desagradáveis eliminados tanto na boca quanto pelo nariz.[18] É frequente apresentarem, também, odor corporal, pois as moléculas são eliminadas pelo suor e outros fluidos corporais. Outro mecanismo em potencial deste tipo de *fetor ex ore* é a possibilidade dos gases alcançarem o epitélio olfatório pelo seu suprimento sanguíneo. Nesta situação, o estímulo do olfato pode contribuir para a queixa do mau odor.[6]

O perfil e a concentração dos gases expirados, dependendo da patologia, é significativamente diferente dos indivíduos saudáveis. Alterações hepáticas, renais, metabólicas, assim como moléculas de alguns fármacos ou alimentos podem ser os responsáveis neste tipo de mau odor. Entre os diferentes gases envolvidos, o composto sulforoso dimetilsulfeto é considerado o principal responsável pela HEH. Outros gases podem contribuir para este tipo de halitose, como amônia, dimetilamina, trimetilamina e acetona.

ALTERAÇÕES SISTÊMICAS

Metabolismo Hepático e Renal

O fígado e o rim participam do metabolismo e excreção de vários compostos voláteis presentes na corrente sanguínea. Alterações nesses órgãos podem elevar as concentrações de alguns gases e produzir odores repulsivos.

Grande parte da amônia presente em nosso organismo é produzida pela degradação bacteriana de proteínas no intestino. Normalmente, o fígado converte a maior parte da amônia em metabólitos com menor toxicidade e odor, como a ureia e o ácido úrico, que são excretados na urina.

Pacientes com insuficiência renal podem apresentar níveis séricos elevados de gases odoríferos, principalmente compostos nitrogenados, como amônia, dimetilamina, trimetilamina e fenol, desencadeando halitose e odor corporal. Além disso, a diminuição da filtração glomerular leva a uma intensa difusão de ureia para o trato gastrointestinal. A maior oferta de ureia pode alterar, significativamente, a composição do microbioma intestinal e afetar diretamente outros compostos voláteis eliminados na respiração.

Na cirrose ou em casos mais severos de hepatite, o fígado não consegue converter a amônia em ureia, e seus níveis sanguíneos se elevam, sendo eliminados pela respiração. O odor da uremia tem sido descrito como amoniacal, semelhante à urina ou ao peixe.

HALITOSE EXTRAORAL HEMATOGÊNICA 15

Metabolismo da Glicose

Os primeiros registros sobre diabetes já associavam-na a um odor adocicado, lembrando maçãs em decomposição. Seu odor característico se deve, principalmente, à acetona, que é um dos compostos voláteis mais abundantes na respiração. Outros voláteis também têm sido associados a diabetes, como o etanol.

A acetona é um dos três corpos cetônicos produzidos no fígado como alternativa energética quando a glicose não está disponível. Entretanto, o odor acetônico não é específico para a diabetes. Os indivíduos apresentam hálito cetônico em concentrações acima de 400 ppb, que é influenciado pela dieta, apetência, atividade física e jejum.[115]

A síndrome da deficiência do transportador de glicose tipo 1 (conhecida também como deficiência de Glut1), é um transtorno genético e metabólico que afeta o deslocamento da glicose ao cérebro. Pode causar odor cetônico contínuo em crianças, além de outros sintomas neurológicos. Uma vez que essa desordem só foi reconhecida há duas décadas e, principalmente, diagnosticada em crianças, pouco se sabe sobre seu curso em adultos.

Alterações Hepáticas

Encontramos mais de 700 aminoácidos na natureza e somente 20 estão envolvidos na formação das proteínas. Para fins nutricionais, esses aminoácidos proteinogênicos se dividem em essenciais e não essenciais. Os não essenciais são produzidos pelo corpo humano e os essenciais são obtidos através da dieta. Diferentes estudos têm citado alguns destes aminoácidos, como o triptofano, ornitina, lisina, arginina e os sulfurosos cisteína e metionina como substratos das moléculas do mau odor.

A metionina é um dos principais substratos envolvidos na produção da halitose extraoral hematogênica, e seu metabolismo ocorre em larga escala nos hepatócitos, por meio de uma série de etapas e enzimas. Em condições normais, os voláteis originados desse aminoácido estão em baixa concentração, tanto na corrente sanguínea quanto no ar exalado. O fígado causa uma grande influência sobre o metabolismo de diferentes substâncias e, à medida que suas funções estão alteradas, metabólitos são lançados na circulação sistêmica, alcançam os pulmões para serem, então, exalados. Deficiências genéticas ou adquiridas de enzimas hepáticas, hepatite B, diferentes graus de falência hepática e *shunt* portossistêmico, podem interferir no metabolismo normal da metionina, causando a produção, principalmente do dimetilsulfeto, gás de odor semelhante ao do repolho.[116]

O hálito adocicado, azedo ou levemente fecal dos pacientes com falência hepática é chamado *fetor hepaticus* e além de ser causado principalmente pelo dimetilsulfeto (DMS), pode envolver acetona. A doença hepática crônica, mesmo no estágio da cirrose, pode ser assintomática por vários anos. Determinar as concentrações do DMS é citado como importante ferramenta diagnóstica nesta patologia.

Dieta, hormônios, idade, deficiência de vitaminas (B12, B6, ácido fólico, riboflavina, piridoxina) também podem influenciar no metabolismo da metionina.

Diferentes defeitos genéticos podem afetar a conversão dos aminoácidos sulfurosos metionina e cisteína, causando acúmulo excessivo de metabólitos, na sua maioria no sangue e na urina. Em certas doenças, estas moléculas estão presentes no ar exalado e outros fluidos corporais. A hipermetioninemia é uma destas síndromes e ocorre pela deficiência da enzima hepática metionina adeniltransferase. Nestes pacientes, a degradação incompleta da metionina pode causar halitose pela elevação do DMS e alterações neurológicas.

Pacientes homozigóticos para essas desordens são diagnosticados, geralmente, nos primeiros dias de vida, uma vez que este defeito metabólico pode causar alterações permanentes no cérebro, inclusive a morte. Existe a possibilidade de que adultos heterozigóticos apresentem somente halitose, sem outras manifestações.

Alguns pacientes sem alterações metabólicas ou gastrointestinais, doenças sistêmicas, não usando medicamentos e sem a ingestão de alho ou cebola, no momento do diagnóstico, apresentam elevação deste gás, o que o torna um distúrbio metabólico ainda desconhecido.

O aumento da ingesta de alimentos com metionina apresenta estreita correlação com os níveis de DMS no ar exalado. Pacientes com halitose extraoral apresentam considerável aumento deste gás no ar e na urina. Sua concentração pode estar aumentada no ar em indivíduos com história de doença cerebrovascular, como hemorragia intracraniana e infarto.

O intestino grosso, colonizado por cerca de 100 trilhões de microrganismos, com, no mínimo, 1.000 diferentes espécies, é capaz de produzir uma série de compostos voláteis, incluindo fenol, indol, compostos sulforosos e ácidos graxos voláteis. Isolou-se mais de 120 gases produzidos nesta região e, segundo estudo em ratos, entre 56 compostos orgânicos voláteis na corrente de ar expiratória, 36 formaram-se na cultura de fezes. Esta observação aponta a flora intestinal como provável fonte de muitos gases presentes na respiração. A composição química desses metabólitos depende das características da microbiota, do tempo de trânsito intestinal e dos nutrientes disponíveis. O aumento da ingesta proteica pode refletir nestes gases, como aumento da concentração de amônia e de compostos sulforosos.[80]

Demonstra-se que a atividade bacteriana intestinal produz o DMS, o sulfeto de hidrogênio e a metilmercaptana, presentes na composição dos flatos. O sulfeto de hidrogênio e a metilmercaptana são tóxicos para a mucosa intestinal. Exatamente por isso a maior parte desses gases é absorvida no revestimento do ceco e reduzida para tiossulfato, em vez de serem emitidos como flatos. Além disso, experimentos *in vitro* realizados no final da década de 1980 verificaram que a metilmercaptana (CH_3SH), contendo o grupo – SH livre e o H_2S reagem imediatamente com proteínas no sangue. Tal fenômeno resulta em uma ligação irreversível, impedindo o transporte desses gases até os alvéolos e, portanto, não seriam eliminados na respiração, sendo considerados exclusivos da halitose intraoral.[12] Entretanto, recente estudo sugere que o sulfeto de hidrogênio pode ser carreado pela corrente sanguínea e ser exalado. Diferente da CH_3SH e do H_2S, o dimetilsulfeto (CH_3SCH_3) é uma molécula neutra e estável. Não reage na corrente sanguínea e é transportada para o ar alveolar e respiração.

O uso de cromatógrafo portátil, apesar de suas limitações, pode contribuir no diagnóstico da halitose pelo dimetilsulfeto. Encontramos pouca literatura científica relacionada com o tratamento do mau odor causado pelo aumento dos níveis do dimetilsulfeto. Seu tratamento é dirigido na doença subjacente, que pode incluir o uso de cofatores enzimáticos, como S adenosilmetionina (conhecido por SAM, e sua deficiência pode estar associada a aumento dos níveis de DMS), piridoxina (também é utilizada nesses casos para ativar o catabolismo da metionina), ajustes da dieta ou dos medicamentos.

Alimentos

Os compostos voláteis de diversas classes químicas estão presentes nos alimentos e bebidas, contribuindo para seu sabor e podendo causar uma halitose extraoral transitória.*

Medicamentos

Diferentes fármacos apresentam importante papel na origem do *fetor oris*, seja pela liberação de compostos voláteis sulforosos ao serem metabolizados, ou por seu efeito xerostômico.

Dissulfiram é uma droga descoberta em 1920 e utilizada para o tratamento do alcoolismo há mais de 60 anos. Causa um hálito levemente pungente, além de odor corporal, pela liberação de seu metabólito, o dissulfeto de carbono (CS_2).

Cisteamina é usada na cistinose, prevenindo lesões renais e elevando os níveis de DMS. Outro medicamento, o *dimetil sulfóxido*, utilizado em algumas preparações para uso tópico, como o *diclofenaco*, pode ser reduzido ao DMS. O *tosilato de suplatast,* usado na asma, libera dimetil sulfeto após reações metabólicas no intestino. Por fim, a literatura científica cita, ainda, *ciclosporina* (associada a odor tanto respiratório quanto corporal), bisfosfanados, anfetaminas, fenotiazinas, nitratos e nitritos, na gênese de odores respiratórios.[1]

Trimetilaminúria (TMAU)

A primeira descrição de um caso de trimetilaminúria foi em 1970 e estima-se que 1% da população geral possa sofrer dessa condição metabólica, conhecida também por "síndrome do cheiro do peixe".

---
* Vide Capítulo 2.

HALITOSE EXTRAORAL HEMATOGÊNICA

É causada pelo acúmulo excessivo de uma amina, a trimetilamina em diferentes vias, como urina, suor, respiração e outras secreções corporais. Quando os níveis de trimetilamina são altos, este composto causa uma aura semelhante ao peixe em decomposição. Em níveis baixos, percebe-se discreto odor na urina e no ar exalado. A maioria das pessoas com essa doença apresenta odor moderado que varia de intensidade, ao longo do tempo. Pode ser mais proeminente durante os períodos de estresse ou quando se realizam exercícios físicos, pelo aumento do suor. Apesar da descrição clássica, o odor de peixe nem sempre é específico para a trimetilaminúria.[14]

A trimetilamina forma-se, exclusivamente, pela atividade bacteriana intestinal a partir da ingesta de alimentos ricos em colina, betaine ou carnitina. Logo em seguida, é absorvida no intestino e transportada pela corrente sanguínea até o fígado. Em situações normais, sofre ação da enzima hepática FMO3 (flavina mono-oxigenase), transformando-se em óxido de N-trimetilamina. Esse metabólito não apresenta odor, sendo excretado na urina e nas fezes.

A FMO3 também catalisa outros compostos químicos, como nicotina, alguns medicamentos, moléculas sulfurosas, selênio e nitrogênio. Sua deficiência pode produzir diferentes odores. Além deste defeito genético, a TMAU persistente pode, também, ser secundária à insuficiência renal (possivelmente pelo crescimento bacteriano no intestino) e doenças hepáticas.

Os precursores da trimetilamina, como colina ou carnitina, são encontrados em vários alimentos. A ingestão excessiva destes desencadeia TMAU transitória em determinados indivíduos. O mesmo ocorre em algumas mulheres durante a menstruação. Mesmo sendo saudáveis, podem apresentar uma redução funcional da FMO3 e consequente TMAU transitória.[117]

A colina é um nutriente solúvel em água, pertencente ao grupo das vitaminas do complexo B, amplamente encontrada nos mais diversos alimentos. Os produtos de origem animal, como fígado de frango e gado, ovos, *bacon* e porco geralmente contêm grande quantidade de colina. Recentes evidências verificaram que a L-carnitina encontrada na carne vermelha, bebidas energéticas e suplementos alimentares são convertidos em trimetilamina. Mesmo sem comprovação científica, alguns atletas utilizam altas doses de carnitina (2-6 g/dia) na tentativa de melhora do desempenho. O uso da suplementação da carnitina somente é validado no tratamento de sua deficiência genética. Apesar disso, tem sido prescrita para diferentes situações, como cardiopatia, fadiga crônica e algumas condições neurológicas. Encontramos grande quantidade de carnitina na carne vermelha, níveis intermediários no leite/derivados e baixíssimos níveis em vegetais. Doses excessivas (3 g/d) podem produzir TMAU em razão da degradação bacteriana intestinal. Outro precursor da trimetilamina é o betaine, encontrado em muitos alimentos como espinafre, beterraba, ovos e grãos integrais.

Diagnóstico

Distinguir a TMAU de outras causas de halitose extraoral é um desafio, pois o odor de peixe não é específico dessa doença. Por isso, além dos sinais clínicos, o diagnóstico é definido mensurando-se a trimetilamina e o óxido de N-trimetilamina urinário. Muitas vezes, é necessária a análise genética da FMO3, pois a excreção da trimetilamina é intermitente. Essa análise distingue a trimetilaminúria primária, com sintomas mais severos, da forma secundária. Caso o resultado de um dos exames seja positivo, é possível contribuir na melhora do paciente com a combinação de diferentes tratamentos.[118]

Tratamento

Os substratos da FMO3 estão presentes em muitos alimentos, dificultando o efeito da restrição dietética, que, mesmo assim, deve ser recomendada. Na literatura científica, encontramos outras abordagens, como: dieta para elevar níveis da FMO3, suplementos de riboflavina atua como cofator na atividade residual enzimática de FMO3.

O carvão ativado e a clorofila de cobre são sugeridos para diminuir a absorção da trimetilamina. A clorofila de cobre é um pigmento semissintético derivado de clorofila, principalmente, da alfafa. Ao ser ingerida, une-se à trimetilamina, formando um complexo incapaz de ser absorvido. O uso de antibióticos, como metronidazol, neomicina e amoxicilina, pode ser considerado para modular a microbiota intestinal.[119]

HALITOSE EXTRAORAL HEMATOGÊNICA 15

Outras patologias podem estar envolvidas na halitose extraoral hematogênica. Pacientes com esquizofrenia podem apresentar um hálito semelhante ao odor do éter, produzido pelo dissulfeto de carbono. O acúmulo de alcanos na respiração desencadeia um odor pungente. Verificou-se sua elevação na doença de Crohn, câncer do estômago, angina *pectoris*, esquizofrenia, tuberculose, colite ulcerativa, asbestose.[5]

16

HALITOSE E O CIRURGIÃO-DENTISTA

Vineet Vaman Kini ▪ Régis Dewes

O cirurgião-dentista frequentemente é confrontado por pacientes com halitose. É indispensável que perceba este problema como um indicador de uma patologia, a fim de assegurar o sucesso do tratamento.

PROBLEMAS ANATÔMICOS QUE CONTRIBUEM PARA A HALITOSE

A conexão da cavidade oral com o nariz, pela nasofaringe, e com o trato gastrointestinal e respiratório, através da orofaringe, permite a distribuição de moléculas odoríferas nestes locais. A língua, o palato duro, o assoalho da boca, as fauces orofaríngeas e os dentes constituem os nichos que compõem o ambiente bucal. Em decorrência dessa complexa anatomia, a identificação da fonte do odor pode-se tornar uma tarefa difícil e subjetiva.[118]

Geralmente, o dentista é o primeiro profissional a ter contato com pacientes com mau hálito. Devem tomar para si a responsabilidade do diagnóstico e, se for necessário, encaminhar para outro especialista com base na etiologia.

EXAME PARA IDENTIFICAÇÃO DE HALITOSE NO CONSULTÓRIO ODONTOLÓGICO

Na avaliação inicial do *fetor oris*, os pacientes não devem utilizar qualquer enxaguatório bucal que possa confundir a qualidade da halitose. A primeira entrevista com o paciente estabelece a base para uma investigação mais aprofundada, fornecendo informações essenciais sobre como o paciente ficou ciente do problema e de que modo este foi informado. Além disso, é questionada a cronicidade da halitose, em que momentos é mais pronunciada, fatores nutricionais que possam contribuir, características do odor, medidas pessoais tomadas para o seu alívio e intervenções terapêuticas prévias. Essa é, provavelmente, a ferramenta mais indispensável e de grande auxílio no estabelecimento de um plano de tratamento.

MENSURAÇÃO DO NÍVEL DE HALITOSE

Mesmo que a avaliação organoléptica convencional seja subjetiva, não reprodutível e não siga uma padronização, pode ser utilizada para determinar a fonte do mau odor. Certas técnicas podem ser empregadas para esse propósito no consultório:

A) Uso de uma tela ou biombo separando o paciente do clínico para determinação das características da halitose.

B) Solicitar ao paciente que faça uma concha com a mão e aproxime da boca, assopre dentro e aspire de volta.

C) Assoprar através de um tubo colocado nas narinas de modo a identificar a origem nasal do mau odor.

D) Solicitar ao paciente que passe a língua na parte de trás da sua mão, deixar a saliva evaporar e cheirar o resíduo para identificação da origem salivar ou intraoral da halitose.[120]

E) Examinar o dorso da língua para saburra lingual, especialmente perto do sulco terminal e dentro das fissuras das papilas filiformes e fungiformes para identificação de restos de alimentos e possível gotejamento pós-nasal. Os pacientes, neste caso, também se queixam de gosto ruim na boca além do mau hálito.[121]

F) Raspar a saburra lingual com um limpador de língua, colher de plástico ou espátula de madeira e cheirar, pode ajudar na identificação da fonte e qualidade da halitose.

Identificação de hábitos alimentares e pessoais, como consumo de tabaco ou álcool e realização de higiene bucal pode contribuir para o diagnóstico.

É imperativo incluir no protocolo de avaliação um exame dentário completo na busca por nichos de impactação de alimentos e presença de doença periodontal. Cheiro emanando do fio dental imediatamente após seu uso pode ser indicativo de doença periodontal, acompanhado de sangramento gengival.

A qualidade do odor expelido é extremamente subjetiva. No entanto, alguns cheiros são característicos e indicam a presença de compostos sulforosos voláteis ou poliaminas. Como exemplo temos o sulfeto de hidrogênio (associado ao odor de ovo podre), metilmercaptana (couve podre), sulfeto de metilalilo (alho), amônia (urina) e dimetilamina/trimetilamina (peixe podre). A putrescina e a cadaverina exalam odor de carne podre.[122]

Para dar uma dimensão de valor quantitativo e semiquantitativo ao exame, o cirurgião-dentista também pode utilizar dispositivos mais adequados ao ambiente clínico, como:

A) *Halimeter:* que mede os compostos sulforosos no ar expirado.

B) *Detectores de amônia portáteis:* que avaliam a qualidade amoniacal do ar expirado.

A cromatografia gasosa permite analisar diferentes moléculas no ar expirado, porém, é pouco viável no consultório.[123]

As inferências decorrentes desses métodos podem levar à conclusão da origem e local dos odores.

Odor desagradável exalando com força e das cavidades nasais é indicativo de doenças do trato respiratório superior e inferior. Justifica-se, nesse caso, o encaminhamento a um especialista para intervenções adicionais. Outra causa de halitose comumente relatada relaciona-se com arrotos e refluxo gastroesofágico. A fonte do mau odor pode ser identificada através da entrevista. A halitose causada por fatores alimentares e consumo de tabaco ou álcool é bem específica e de fácil identificação. No entanto, nessas formas de halitose, mais do que o próprio paciente, o cônjuge ou pessoas do seu círculo social é que chamam a atenção do paciente para o problema. Em geral, esses casos tornam mais difíceis as interações sociais e podem ter consequências comportamentais para o paciente.[124]

DOENÇAS ORAIS QUE CONTRIBUEM PARA A HALITOSE

É necessário exame dentário e bucal completo para o diagnóstico da halitose intraoral tanto fisiológica quanto patológica.

A halitose fisiológica de origem intraoral é causada, principalmente, por saburra lingual, adquirida pela desidratação e estagnação salivar durante a noite. Geralmente, é referida como halitose matinal. Outras causas podem incluir variações diurnas, como intervalos prolongados entre as refeições e ciclo menstrual. Essas formas de halitose são transitórias e solucionadas por meio de medidas simples de higiene bucal, como escovar os dentes e usar o fio-dental após as refeições e escovar delicadamente a língua antes de dormir. Em geral, não são necessários enxaguatórios bucais. Na halitose transitória após as refeições, condimentos picantes nos alimentos consumidos, como alho, peixe, vinagre e álcool são fatores que contribuem para o problema.[125]

A halitose patológica de origem intraoral, entretanto, abrange um conjunto vasto de doenças dentárias, periodontais e da mucosa. Tecidos necrosados, debris e resíduos alimentares levam à produção de compostos sulforosos. A produção desses gases é o resultado da clivagem proteolítica por bactérias nestes tecidos e resíduos alimentares impactados. Esses compostos também são encontrados na saliva e no fluido gengival crevicular que se acumulam no dorso da língua, e outros locais, como próteses dentárias e restaurações. A precipitação de glicoproteínas da saliva formando a película salivar, a matéria esbranquiçada e, por fim, a placa dentária compõem o substrato sobre o qual tanto as bactérias comensais quanto as patológicas criam suas colônias, formando um biofilme dentro do qual os CSVs são produzidos.[126]

PLACA ORAL E DENTÁRIA COMO BIOFILMES

A erradicação terapêutica dos biofilmes é uma tarefa difícil pelas seguintes razões:

A) Sua matriz intercelular é composta por exopolissacarídeos tenazes, insolúveis na saliva e resistentes aos padrões de fluxo salivar e dos alimentos e bebidas consumidos.

B) Conseguem se restabelecer em minutos ou horas após a higiene bucal.

C) Não é possível tratá-los com antimicrobianos, pois o substrato intercelular impede a permeabilidade e, portanto, a disponibilidade do mesmo.

HALITOSE E O CIRURGIÃO-DENTISTA 16

D) Os enxaguatórios bucais são eficazes somente se utilizados antes do início da formação do biofilme e desde que possuam uma substantividade suficiente. Em biofilmes maduros, sua eficácia fica reduzida.

E) A escovação dos dentes e outros métodos mecânicos de controle de placa são limitados pela acessibilidade, destreza e adesão do paciente.

F) É difícil o acesso aos biofilmes da mucosa oral, principalmente no dorso posterior da língua, onde se encontram o sulco terminal e as papilas circunvaladas, pois o uso do limpador ou raspador de língua induz o reflexo nauseoso, tornando a tarefa desconfortável.

G) O epitélio que reveste a mucosa oral tende a se renovar, enquanto o dorso da língua possui papilas e fissuras que alojam mais bactérias mortas (debris bacteriano). Os dentes e as próteses dentárias, entretanto, retêm grande quantidade de placas, fazendo com que a halitose seja um sintoma comum nesse grupo de pacientes.

H) Doenças periodontais abrigam grandes quantidades de placa dentária dentro dos sulcos gengivais, chamados de bolsas periodontais. Dentro desses micronichos, encontramos bactérias patogênicas periodontais que produzem grande quantidade de CSVs (compostos sulforosos voláteis), que contribuem significativamente para a qualidade da halitose. Essas bactérias e seus subprodutos são dissolvidos através do fluido gengival crevicular e misturam-se com a saliva e a saburra do dorso da língua. A transmigração entre econichos torna muito difícil a remoção e a erradicação dessas bactérias mesmo através da desinfecção de toda a boca.

I) Os biofilmes das placas são compostos por diversas espécies e cepas de bactérias, não sendo possível eliminá-los com o uso de apenas um antimicrobiano. Além disso, na prática, os antimicrobianos não podem ser receitados para placa, pois ela ocorre de forma permanente na cavidade oral. Além disso, seu uso pode causar uma superinfecção oportunista.

J) As bactérias encontradas no biofilme formam uma teia alimentar que as torna autossuficientes, de modo que seus próprios metabólitos servem de nutrientes para as espécies com que elas coabitam.

Tais fatores tornam particularmente difícil o tratamento desses biofilmes, contribuindo para a ocorrência da halitose. Os biofilmes contêm CSVs (sulfeto de hidrogênio, metilmercaptana, dimetilsulfeto, dimetildissulfeto, alilmercaptana, sulfeto de metilalilo, propilmercaptana, sulfeto de metil-propil, dissulfeto de carbono, amônia, dimetilamina e trimetilamina) gerados por bactérias produtoras de proteases, que são as responsáveis pela doença periodontal e cárie dentária. Outros gases, que não contêm enxofre, também foram identificados como potenciais contribuidores para a halitose, como os compostos aromáticos voláteis (indol, escatol), ácidos orgânicos (acético, propiônico) e aminas (cadaverina, putrescina).[127]

PRODUÇÃO E LIBERAÇÃO DOS CSVs

População bacteriana dos biofilmes da cavidade oral: predomínio de anaeróbios Gram-negativos. Entre as espécies capazes de produzir CSVs encontram-se *Peptostreptococcus, Eubacterium, Selenomonas, Centipeda, Bacteroides* e *Fusobacterium*. Dessas espécies, microrganismos específicos, como *Porphyromonas gingivalis, Treponema denticola* e *Porphyromonas endodontalis* geralmente estão associados à periodontite ou infecções periapicais, sendo raramente encontrados em uma boca saudável. Essas bactérias anaeróbias Gram-negativas podem ser isoladas da placa subgengival em pacientes com gengivite e periodontite, e do dorso da língua em indivíduos periodontalmente saudáveis.

O biofilme encontrado em diferentes localizações varia em espessura e composição. O dorso da língua é o sítio onde é possível encontrar uma camada espessa de bactérias. Neste caso, as bactérias das camadas mais profundas conseguem permanecer com mais facilidade em um ambiente anaeróbio. Isso ocorre porque as bactérias aeróbias das camadas mais externas utilizam o oxigênio que entra na placa, principalmente pela saliva. As bactérias formadoras destes biofilmes são as que possuem maior capacidade para envolvimento nos processos proteolíticos e, portanto, produzem gases odoríferos que incluem amônia, aminas, propionato, butirato, sulfeto de hidrogênio e metilmercaptana, que levam à destruição tanto da gengiva quanto do tecido periodontal, ao mesmo tempo em que contribuem para a halitose.

O PAPEL DO DORSO DA LÍNGUA

Estudos recentes indicam o dorso da língua como a principal fonte de produção de CSVs, tanto nas populações periodontalmente saudáveis quanto nas doentes. Esses estudos demonstram que:

A) A remoção da saburra lingual reduz a produção de CSVs.
B) Quando foram comparadas amostras de ar bucal de indivíduos com halitose obtidas após raspagem da língua, escovação dos dentes e enxágue com água, as reduções mais duradouras dos níveis de CSVs foram observadas após a raspagem da língua.
C) A saburra lingual é composta por células epiteliais descamadas, células sanguíneas e bactérias. A morfologia da face dorsal da língua é muito irregular, com a presença de múltiplas fissuras e papilas na mucosa. Essas fissuras e criptas contribuem para a criação de um ambiente onde os microrganismos ficam bem protegidos da ação enxaguatória do fluxo salivar e onde os níveis de oxigênio são baixos, facilitando o crescimento de bactérias anaeróbias (*Bacteroides*, *Fusobacteria spp*, *Peptococcus* e *Peptostreptococcus*) na microbiota cultivável predominante. Todos esses fatores tornam a saburra lingual o microambiente ideal para a produção dos compostos com odor desagradável.[127]

GENGIVITE E HALITOSE

A produção de CSVs aumenta na presença de inflamação gengival e, inversamente, diminui com o retorno da saúde gengival. É provável que a halitose em indivíduos com inflamação gengival ocorra por negligência nas práticas de higiene bucal e pela presença de placa (provavelmente em placas dentárias espessas), bem como pela presença de saburra lingual.[129]

PERIODONTITE

Os CSVs, principalmente o sulfeto de hidrogênio e a metilmercaptana, foram identificados como os principais contribuidores para a ocorrência da halitose intraoral, sendo encontrados em níveis elevados nas bolsas periodontais, que sangram à sondagem. Mesmo em concentrações baixas, esses compostos são altamente tóxicos aos tecidos e, portanto, atuam na patogênese das condições inflamatórias que afetam o periodonto, como a periodontite.

CAUSAS DIVERSAS

A halitose também pode estar associada à cárie dentária, lesões periapicais por drenagem, dentes não restaurados, depósitos de alimentos, impactação de alimentos, cicatrização de úlceras orais, cicatrização de alvéolos pós-extração, próteses mal posicionadas ou malconservadas, língua saburrosa, terceiro molar parcialmente erupcionado, abscesso pericoronário e acúmulo de debris associado a retalho pericoronário e carcinoma oral. Carcinomas de bochecha, assoalho bucal, língua e palato, mesmo quando as lesões são pequenas, tendem a apresentar ulceração e necrose, pois, em geral, são infectados de forma secundária, causando halitose.

EXAME DO DORSO DA LÍNGUA

O dorso da língua é examinado com uma espátula para se verificar a presença ou não da saburra. Caso esteja presente, raspamos com a própria espátula e cheiramos.

A saburra lingual pode absorver pigmentos contidos no tabaco e em alguns alimentos. Estagnação salivar, xerostomia e respiração bucal contribuem para o desenvolvimento da saburra, e a esses fatores é atribuída a halitose matinal. Infecções por cândida e a leucoplasia pilosa estão associadas à sua formação. Nesses casos, investigações histopatológicas, como a citologia esfoliativa, podem ser úteis. É comum que a presença de saburra altere o paladar.

A estrutura papilar dificulta sua remoção e uma higiene intensa com o raspador de língua pode provocar descamação e erosões. Segundo alguns autores, escovar a língua é eficaz para removê-la.

EXAME PERIODONTAL

O exame periodontal inclui a análise do sulco gengival e das bolsas periodontais. A doença periodontal se caracteriza por inflamação das gengivas, sangramento e formação de bolsas. Além disso, pode ocorrer mobilidade, migração e perda dentária. Pode estar associada a infecções endodônticas e lesões perioendodônticas (se apresentam como aberturas sinusais ou fístulas na superfície gengival). Nesta situação, encontramos enzimas proteolíticas de origem bacteriana, que podem ser as responsáveis pela perda do suporte dentário.[130]

MARCADORES DE RISCO PARA HALITOSE PATOLÓGICA INTRAORAL

- *pH salivar:* o fluxo salivar em casos de halitose encontra-se reduzido. Quanto mais alcalino o pH da saliva, maior é a atividade proteolítica (e maior a produção de CSVs). O pH ácido não favorece a proteólise. A saliva, quando examinada sob condições clínicas normais, é estimulada, coletada através da mastigação de parafina. Resultados mais precisos seriam obtidos se fosse possível testar a saliva estagnada na cavidade oral. Porém, esta seria uma tarefa difícil, pois qualquer manipulação pode induzir mais secreção, diluindo a amostra. O teste de filtros com suporte do tipo Swinnex utiliza amostras de saliva estagnada para replicação da estagnação salivar noturna. Os produtos da degradação da cisteína na saliva utilizando o teste de sedimentação da saliva sobrenadante, obtidos pela centrifugação da saliva a fim de alcançar uma concentração de saliva mais parecida com o resíduo salivar na mucosa de revestimento, apresentam um conteúdo de CSVs mais comparável ao que existe na cavidade oral.[131]

- *Testes salivares:* verificam o nível de CSVs e poliaminas, como a putrescina e a cadaverina. Esses testes podem ser realizados em consultório e têm como base reagentes que mudam de cor na presença de CSVs e poliaminas.

- *Nível do fluido gengival crevicular dentro do sulco gengival e bolsa periodontal:* evidências demonstram que o sulco gengival/pseudobolsa e a bolsa periodontal são locais com maior capacidade para abrigar bactérias anaeróbias produtoras de CSVs, atrás apenas do dorso da língua. A bolsa periodontal não é hermética, e os CSVs difundem-se para a cavidade oral. As bactérias responsáveis pela sua produção proliferam-se até certo grau e, então, migram para fora da bolsa através do fluido gengival crevicular e/ou da saliva, colonizando outros nichos (principalmente o dorso da língua e a mucosa de revestimento), que produzem CSVs. Recomenda-se sempre explorar esses econichos e medir os CSVs presentes nesses sítios em particular e, ao mesmo tempo, avaliar a presença de certas bactérias (bactérias anaeróbias proteolíticas). Dois métodos disponíveis, além da citologia e de complexas técnicas laboratoriais, são técnicas realizáveis em consultório, como o teste BANA (qualitativo) e o sistema Perio 2000 de sonda de diamante. O teste BANA (benzoil – DL – arginina – naftilamida) baseia-se na capacidade de certas bactérias, especialmente as espécies *Treponema denticola*, *Porphyromonas gingivalis* e *Bacteroides forsythus* (*Tannerella forsythia*), todos patógenos periodontais putativos, de hidrolisar peptídeos sintéticos (benzoil – DL – arginina – naftilamida). Esse teste é apenas qualitativo e determina a existência ou não de bactérias periodontopatogênicas dentro da bolsa. Como essas espécies normalmente produzem boa quantidade de CSVs, o teste pode servir como uma referência para determinar se esse nicho em particular é, de fato, um cocontribuidor para a halitose. O sistema Perio 2000 de sonda de diamante é um instrumento com uma fixação especial da sonda que é utilizada durante o exame periodontal para a sondagem clínica do sulco gengival/bolsa periodontal. É sensível aos CSVs e útil na sua detecção, auxiliando na determinação exata da fonte de produção dos CSVs e na sua medição ao digitalizar os dados recuperados.[66]

TRATAMENTO DA HALITOSE FISIOLÓGICA

A flora lingual e o biofilme dentário contribuem para o *fetor oris*. Tratamentos visando a redução e eliminação da halitose demandam uma escovação adequada dos dentes, remoção da saburra lingual e uso de antisséptico bucal, com o objetivo de reduzir a flora anaeróbia proteolítica ao redor dos dentes e na superfície da língua.

O uso do antisséptico bucal tem como finalidade reduzir os níveis da flora lingual. No entanto, como esta se regenera, seu tratamento requer o uso regular de desbridamento e uso de enxaguatório. O uso de antissépticos bucais com ações terapêuticas, incluindo clorexidina, triclosan, fluoretos, dióxido de cloro e óleos essenciais, tem resultado significativo na redução da halitose. Entretanto, o uso de agentes químicos para o controle do biofilme, por longos períodos de tempo, não é aconselhável, pois apresentam efeitos colaterais, como mucosite e supressão da flora oral normal.[132] A halitose pode ser causada por condições orais, sistêmicas ou psicológicas. No entanto, todos os casos exigem que um protocolo básico de higiene bucal seja estabelecido na consulta inicial.

PRÁTICAS DE HIGIENE BUCAL DE ROTINA

As práticas a serem seguidas pelos pacientes em sua rotina diária envolvem os seguintes parâmetros de higiene bucal:

A) *Método de controle de placa (biofilme):* tipo de escova de dentes e material para limpeza interdental. Pode haver necessidade de prescrição de antissépticos químicos.

B) *Técnica:* de escovação dos dentes e a língua.

C) *Frequência e duração:* quantas vezes e em que horário do dia o paciente escova os dentes e a língua.

D) *Destreza:* considerar a capacidade do paciente em aprender e executar esses métodos de higiene bucal.

E) *Adesão:* o paciente deve ser capaz de realizar essas medidas de higiene bucal consistentemente e por períodos geralmente longos.

A condução da higiene bucal pessoal deve ser avaliada no contexto de estilo de vida geral, circunstâncias, crenças, conhecimento e atitudes do paciente. A melhora do nível de controle de placa, invariavelmente, envolve mudança de comportamento. Para a manutenção da saúde periodontal, o paciente deve romper a placa onde quer que ela se acumule. Em indivíduos periodontalmente saudáveis, a placa sempre se acumula em áreas totalmente acessíveis, podendo ser removida de maneira simples com a utilização de escova de dentes e fio-dental. Do mesmo modo, a saburra lingual pode ser removida por meio da escovação diária da língua.

ESCOVAÇÃO DOS DENTES E RECURSOS PARA LIMPEZA INTERDENTAL

Escovar os dentes é o meio mecânico mais utilizado no mundo todo para o controle da placa, sendo adequado para todas as faces vestibulares, linguais e oclusais dos dentes. Nenhuma escova de dentes alcança as superfícies interdentais, sendo necessário o emprego de instrumentos específicos para limpeza interdental para alcançá-las. Diversos métodos de escovação já foram descritos. O mais recomendado é o método de Bass, no qual a placa pode ser removida pelo menos 1 mm abaixo da linha da gengiva. Escovas elétricas também têm desfrutado de popularidade. Isso se deve, em grande parte, à melhora do seu *design*, com a cabeça apresentando ação oscilatória rotacional, o que traz vantagens como a limpeza precisa de um único dente e facilidade de acesso a todas as partes da boca.

LIMPEZA INTERDENTAL

A gengivite e a periodontite podem ter início no espaço interdental. Apenas a escovação não produz uma limpeza eficaz das faces proximais dos dentes e do sulco gengival. O controle do biofilme nessas áreas é alcançado somente por meio mecânico e não é um hábito que se estabelece facilmente. Não existe um único método de limpeza interdental que seja adequado a todos os indivíduos. Os métodos incluem o uso de fio-dental, fita dental, cunhas de plástico ou madeira, escovas interdentais e unitufo. A escolha do método deve ser ditada pela destreza do indivíduo, suas preferências, anatomia dos dentes e tipo das ameias gengivais. Pode ser necessário o uso de diferentes ferramentas para lidar com as diversidades anatômicas.

O uso de fio-dental é recomendado para a maioria dos pacientes, sendo essencial nos propensos à doença periodontal. Escovas interdentais e unitufo são excepcionalmente úteis para pacientes com ameias gengivais abertas e pontos de contato abertos entre os dentes. Instruções minuciosas e individualizadas são necessárias em todas as técnicas de limpeza interdental, pois é possível que a maioria dos pacientes nunca tenha experimentado nenhuma dessas técnicas anteriormente. Com perseverança do clínico e cooperação do paciente, em geral esses conseguem dominar a maioria das técnicas. No entanto, o principal problema enfrentado em todas as formas de limpeza interdental é a motivação e a adesão a longo prazo. Os pacientes podem avaliar seus níveis de limpeza por meio de comprimidos e soluções ou monitoramento de inflamação gengival visível. Devem ser informados de que sangramento e sensibilidade dos tecidos durante as sessões de higiene bucal são resultado da inflamação induzida pela placa, e que a redução desses sinais indica melhora da saúde gengival e periodontal. Qualquer outro desconforto ou sintomas persistentes exigem atenção imediata de um especialista.

LIMPEZA DA LÍNGUA

Como a origem da halitose fisiológica é, principalmente, o dorso (região posterior) da língua, é imprescindível sua limpeza. A saburra lingual é composta por células epiteliais descamadas, células sanguíneas e bactérias, que se combinam para produzir CSVs. Alguns autores referem que a escovação da língua é mais eficaz na redução da halitose do que a raspagem da língua. Sugere-se que as cerdas da escova limpam entre as papilas e removem microrganismos, o que não ocorre na raspagem da língua. Limpar a língua com uma escova de dentes convencional ou raspador de língua pode causar microssangramentos e danificar a superfície dorsal da língua. Devemos ter especial atenção neste tipo de procedimento (ver Capítulo 8).

Os pacientes são orientados a limpar as regiões mais posteriores da língua. A raspagem lingual deve ser sempre realizada partindo do sulco terminal para a frente da língua. O profissional deve mostrar ao paciente a localização do sulco terminal da língua para que ele se familiarize com os limites anatômicos a serem observados durante a limpeza. Gargarejo com água fria antes da limpeza da língua pode diminuir o reflexo nauseoso.[122]

ENXAGUATÓRIOS BUCAIS

Enxaguatórios bucais são antissépticos que contêm agentes químicos de controle de placa. São utilizados na prevenção da formação e maturação dos biofilmes. Antissépticos são biocompatíveis e não tóxicos, mas apresentam efeitos colaterais quando utilizados por longos períodos de tempo. Há versões com diversos ingredientes ativos e, com base nessa composição, são disponibilizados para venda livre ou sob prescrição. O modo de ação desses agentes químicos depende da propriedade do ingrediente ativo em evitar ou inibir a formação de placa. Como segue:

- *Antissurfactantes:* reduzem a energia de superfície dos tecidos orais, evitando a adesão inicial da película salivar, como no caso dos enxaguatórios bucais fluoretados. Também podem agir pela adsorção sobre os tecidos orais, evitando a adesão da placa bacteriana, como no caso dos bochechos com óleos essenciais e compostos de amônia quaternária.
- *Inibidor catiônico:* caso da clorexidina e alexidina. Evitam a adesão e coagregação de bactérias nas superfícies dos tecidos orais. Também causam quelação de proteínas em doses elevadas, reduzindo a patogenicidade das bactérias ao provocar rompimento da parede celular.
- *Agentes efervescentes e liberadores de oxigênio:* são os enxaguatórios bucais à base de peróxido de hidrogênio e bicarbonato de sódio, que liberam oxigênio nascente, provocando o rompimento do biofilme através da efervescência mecânica. Os enxaguatórios bucais à base de dióxido de cloro também liberam oxigênio nascente e possuem atividade antimicrobiana contra bactérias anaeróbias, reduzindo, portanto, a atividade proteolítica que, por sua vez, reduz a quantidade de CSVs produzidos, levando à redução dos níveis de halitose.
- *Enxaguatórios bucais enzimáticos:* como os biofilmes possuem uma matriz intercelular polissacarídica não solúvel e tenaz, o propósito desses enxaguatórios bucais é promover a clivagem hidrolítica da placa a fim de possibilitar sua remoção. Um exemplo seria o sistema lactoperoxidase-hipotiocianato.

As formulações de enxaguatórios bucais mais comumente prescritas e disponíveis e o seu papel na redução da halitose são discutidos a seguir:

Clorexidina

Experimentalmente, enxaguatórios bucais com clorexidina apresentaram ação muito potente na redução da colonização das superfícies orais por bactérias que produzem CSVs; assim, especula-se que sejam úteis no tratamento da halitose. Sua ação se dá por inibição catiônica, apresentando propriedades bacteriostáticas. A clorexidina age sobre amplo espectro de bactérias, incluindo anaeróbios Gram-negativos, com substantividade de 12 horas. O sucesso limitado de dentifrícios contendo clorexidina pode ser atribuído à sua inativação por ingredientes aniônicos e à competição por sítios de retenção na cavidade oral. Gel contendo clorexidina, por outro lado, tem apresentado uma inibição bacteriana relativamente boa. A principal dificuldade encontrada com os enxaguatórios bucais contendo clorexidina é que eles induzem a ocorrência de manchas dentárias extrínsecas, um fator que afeta muito sua aceitabilidade. A adição de zinco a um enxaguatório bucal com clorexidina aparentemente reduziu a ocorrência de manchas sem afetar a atividade antisséptica. Efeitos adversos incluem mucosite, alterações do paladar, principalmente em relação ao sal, e problemas funcionais nas glândulas salivares quando utilizado por longos períodos de tempo.[133]

Triclosan

O triclosan é um derivado fenólico de baixa toxicidade. Este agente antisséptico não iônico e de amplo espectro é eficaz contra uma variedade de bactérias Gram-negativas e Gram-positivas, micobactérias, esporos, bactérias anaeróbias obrigatórias e cândida. Possui propriedades antibacterianas e anti-inflamatórias. Seu principal sítio de ação é a membrana citoplasmática bacteriana, onde impede a absorção de aminoácidos, causando ruptura da membrana. Seu efeito anti-inflamatório decorre da inibição da enzima da síntese de prostaglandina E_2. O triclosan inibe o metabolismo do ácido araquidônico e é compatível com flúor e outros ingredientes dos dentifrícios. O copolímero Gantrez aumenta consideravelmente a substantividade do triclosan. Foi comprovado que o uso prolongado de dentifrício com triclosan retarda a progressão da periodontite. Sua eficiência na redução da halitose, entretanto, ainda não está totalmente estabelecida.[134]

Íons Metálicos

O citrato de zinco foi incorporado a alguns dentifrícios, apresentando um efeito moderado na inibição da formação de placa. Quando colocado em combinação com outros agentes, como antissépticos e surfactantes, o zinco apresenta um efeito antiplaca sinérgico. Há evidências de que os sais de zinco, em especial, reduzem a halitose. Seu mecanismo de ação é atribuído à sua afinidade para reagir e ligar-se aos CSVs, tornando-os não voláteis e indisponíveis ao ar bucal, reduzindo, assim, sua contribuição para a halitose.

Bicarbonato de Sódio e Agentes Oxidantes

Os efeitos na redução da halitose baseiam-se mais na limpeza mecânica das superfícies orais em razão da efervescência do bicarbonato e na oferta de oxigênio nascente, que inibe o crescimento das bactérias anaeróbias responsáveis pela produção de CSVs, reduzindo, assim, a halitose.

Enzimas

Atribui-se às enzimas amiloglicosidase e glicose-oxidase a geração de íons hipotiocianato por meio do sistema lactoperoxidase, que possuem ação bactericida contra bactérias anaeróbias formadoras de placa. Essas enzimas foram incorporadas a dentifrícios e gomas de mascar.[135]

Dióxido de Cloro

O dióxido de cloro, na verdade, destrói os CSVs no nível molecular. Os produtos de dióxido de cloro são ativos em um ambiente ligeiramente ácido, tornando-o altamente eficaz contra bactérias produtoras de CSVs, mas sem causar danos à boca. Não há base de álcool nesses produtos. O dióxido de cloro rompe as ligações moleculares que conferem odor aos compostos sulfurados. Em outras palavras, o dióxido de cloro trabalha na fonte – destruindo o odor e não apenas o mascarando. Os produtos de dióxido de cloro permanecem eficazes por mais de 5 horas após seu uso.

EFEITO MECÂNICO E DE REDUÇÃO DOS CSVs DAS GOMAS DE MASCAR

Gomas de mascar contendo açúcar foram mais eficazes na redução da halitose quando comparadas a gomas sem adição de açúcar. Atribui-se esse efeito à sua capacidade de tornar o pH salivar mais ácido, o que não é favorável à atividade proteolítica das protéases bacterianas. O efeito dos agentes aromatizantes nas gomas de mascar parece ser de curta duração e não significativo no tratamento da halitose, causando um efeito mais psicológico nos indivíduos e melhorando a adesão ao tratamento. Bicarbonato de sódio e enzimas também estão presentes nas gomas de mascar. As gomas de mascar auxiliam na redução da halitose por meio do efeito mecânico produzido pela mastigação e indução do fluxo salivar.

TRATAMENTO DA HALITOSE PATOLÓGICA INTRAORAL

Relação entre Halitose, Gengivite e Periodontite

Os CSVs atuam na patogênese de condições inflamatórias, como a periodontite. O sulfeto de hidrogênio e a metilmercaptana são os principais responsáveis pela halitose. Muitas bactérias produzem sulfeto de hidrogênio, mas a metilmercaptana é produzida, principalmente, por patógenos periodontais. Outros compostos, como o dimetil sulfeto e o dimetildissulfeto, também estão presentes no ar bucal de alguns pacientes.

A putrefação bacteriana de proteínas com aminoácidos contendo enxofre resulta na liberação de compostos voláteis. Essas proteínas derivam de células epiteliais descamadas humanas e debris de leucócitos oriundos de tecidos do hospedeiro. Além disso, a produção de CSVs mostrou-se significativamente elevada na presença de sangue acumulado. As duas principais fontes anatômicas de CSVs identificadas na cavidade oral são o sulco gengival e a língua. Embora a língua seja a principal fonte da halitose, os CSVs que têm sua origem no sulco gengival também contribuem com tióis para o ar bucal. Os CSVs dentro das bolsas periodontais têm demonstrado que a metilmercaptana é, geralmente, o composto predominante.

Membros da família dos CSVs são tóxicos aos tecidos periodontais mesmo quando presentes em concentrações extremamente baixas. Esses dados podem ser muito importantes na patogênese da doença periodontal, pois os tióis encontram-se confinados na bolsa periodontal, permitindo que suas concentrações se acumulem próximas ao epitélio sulcular. Os tecidos periodontais, diferentemente da língua e da mucosa alveolar, não são protegidos por uma camada queratinizada e podem-se tornar particularmente suscetíveis a lesões.

Procedimentos tradicionais de instrumentação supra e subgengival e prática de higiene bucal combinados com raspagem da língua são eficazes na redução dos níveis desses compostos no ar bucal. Evidências sugerem que o sulfeto de hidrogênio gerado pelas bactérias causadoras da doença periodontal possa ser um indicador do início ou progressão da doença periodontal. Existe uma correlação positiva entre os níveis de sulfeto de hidrogênio gerado no fluido gengival crevicular e a severidade da periodontite.

As concentrações de metilmercaptana são significativamente mais elevadas em pacientes com doença periodontal. Acredita-se que o sulfeto de hidrogênio é produzido a partir de tióis, como a cisteína, e a metilmercaptana origina-se da metionina. No entanto, estudos sugerem que o sulfeto de hidrogênio possa ser convertido em metilmercaptana na cavidade oral.[124]

EFEITOS DA DESINFECÇÃO DE BOCA TODA EM ESTÁGIO ÚNICO NA HALITOSE E COLONIZAÇÃO MICROBIANA DA LÍNGUA EM PACIENTES COM PERIODONTITE

A halitose pode ser causada por uma série de fatores intra ou extraorais. Sabe-se que as espécies *Porphyromonas gingivalis, Prevotella intermedia/nigrescens, Agregatibacter actenomycetumcomitans, Campylobacter rectus, Fusobacterium nucleatum, Peptostreptococcus micros, Tannerella forsythus, Eubacteria* e as espiroquetas produzem grandes quantidades de CSVs que geram halitose, como o sulfeto de hidrogênio, a metilmercaptana e o dimetilsulfeto. São numerosas as evidências que apontam uma correlação positiva entre os níveis de CSVs na boca e a extensão da degradação periodontal, e que a quantidade de CSVs no hálito aumenta com o número e a profundidade de sondagem das bolsas periodontais. Além disso, bolsas com sangramento apresentam níveis mais elevados de CSVs do que sítios saudáveis. A desinfecção da boca toda em estágio único foi alcançada com a realização da instrumentação supra e subgengival simultâneas (remoção da placa e cálculo dental) dentro de um intervalo de 24 horas e aplicação de gel de clorexidina em outros nichos, como o dorso da língua.

A translocação de bactérias nas primeiras 24 horas de tratamento foi evitada/reduzida pelo uso de enxaguatório bucal com clorexidina e reirrigação de sítios previamente desinfetados ao final do período de tratamento de 24 horas. Esse novo conceito resultou em melhora adicional significativa nos parâmetros periodontais até meses após o tratamento. A introdução da escovação da língua reduzirá ainda mais debris e restos bacterianos mencionados anteriormente, reduzindo, desse modo, a capacidade de putrefação.[136]

É preciso reforçar periodicamente todas as orientações sobre higiene bucal e escovação da língua. É necessário, também, dar a devida importância à instituição dos recursos para limpeza interdental, pois substâncias alimentares que se putrefazem são uma das principais causas da halitose persistente.

Eliminação de todas as saliências proximais de restauração, verificação de que todas as coroas estão, de fato, bem ajustadas de acordo com a linha de acabamento e, sobretudo, a restauração de todas as cáries não restauradas, assim como das cáries secundárias ao redor de restaurações antigas, e a substituição de restaurações antigas são passos que devem ser tomados quando se acredita que estas são as áreas de origem do mau hálito.

É necessário assegurar a manutenção adequada da prótese e hábitos de limpeza adequados aos pacientes com prótese fixa ou aparelho ortodôntico fixo.

É indispensável o tratamento específico para doença periodontal estabelecida durante o curso do tratamento para halitose, sendo secundário apenas ao manejo da saburra lingual. O tratamento da doença periodontal, especialmente de abscessos periodontais e bolsas periodontais profundas, apresenta um efeito na redução da halitose ao eliminar os micronichos necessários à colonização e multiplicação das bactérias produtoras de CSVs.

Deve ser realizada a extração de dentes não passíveis de restauração ou dentes não qualificados para o tratamento periodontal cuja presença na cavidade oral esteja apenas contribuindo para infecções, eliminando, assim, nichos adicionais para depósito de alimentos ou propagação da infecção. Na presença de alvéolos pós-extração não cicatrizados ou úlceras não cicatrizadas, deve-se tratar os problemas e assegurar ao paciente que são apenas transitórios e que diminuirão no decorrer do processo de cicatrização, sem nenhuma consequência a longo prazo.

O manejo da hipossalivação/xerostomia é extremamente subjetivo. Praticamente todos os indivíduos apresentam hipossalivação durante o sono. Portanto, o problema da halitose matinal causando hipossalivação pode ser considerado fisiológico em vez de patológico, e os pacientes, em geral, não dão muita importância ao problema, que normalmente é amenizado após a higiene bucal. No entanto, em alguns casos, especialmente na ausência total de fluxo salivar (xerostomia), pode representar um problema real para o paciente em razão da ausência da ação enxaguatória da saliva para remoção das bactérias orais e restos alimentares. O uso de sialagogos (substitutos artificiais para a saliva ou substâncias que estimulam a produção de saliva) foi capaz de provocar alterações na halitose e, em alguns casos, com grande sucesso. Entretanto, são utilizados, no máximo, de forma paliativa (em vez de terapêutica), a menos que um agente farmacológico seja incluído no uso.

HALITOSE PATOLÓGICA EXTRAORAL

As causas extraorais e sistêmicas da halitose merecem atenção prioritária por parte do clínico em decorrência, especialmente, da importância clínica do diagnóstico precoce. Por causa da potencial gravidade das patologias que originam tais odores, é indispensável que o dentista esteja informado e ciente da necessidade de encaminhamento do paciente para exames médicos adicionais.

Devem ser incluídas doenças sistêmicas como diabetes melito, insuficiência renal crônica e cirrose hepática, que frequentemente são citadas para exemplificar como emanações da cavidade oral podem servir de indicadores não invasivos do metabolismo sistêmico. Há relatos de que doenças que afetam o pulmão ou o trato respiratório superior, como infecções anaeróbias e/ou câncer, produzem mau odor que emana da cavidade oral.

HALITOSE E O CIRURGIÃO-DENTISTA 16

Diversos componentes voláteis podem ser isolados e identificados no ar expirado de indivíduos normais. Esses compostos voláteis são uma fonte potencialmente importante de informações sobre condições sistêmicas, pois podem ter sua origem em substâncias voláteis endógenas ou absorvidas no sangue. É necessário que se busque a opinião de um especialista e, também, que a instrumentação analítica e as investigações sejam conduzidas pelo respectivo médico especialista. Os exames devem incluir uma avaliação sistêmica completa e exame dos sistemas orgânicos. Para tanto, podem ser utilizados procedimentos como laringoscopia, endoscopia, radiografia e exames laboratoriais. A opinião de otorrinolaringologistas, gastroenterologistas e especialistas em medicina interna é valiosa no planejamento do tratamento. Além disso, a avaliação desses especialistas pode levar à melhor compreensão dos determinantes psicológicos da percepção da doença por parte do paciente, determinando a necessidade de intervenção psiquiátrica nos casos de halitofobia.[66]

TRATAMENTO DA PSEUDO-HALITOSE E HALITOFOBIA

Independentemente da origem do mau hálito, problemas crônicos de hálito podem ser prejudiciais à autoimagem do indivíduo. A avaliação e o tratamento da halitose tornam-se também um problema causado pela natureza sensível e pessoal do assunto.

A pseudo halitose é uma condição na qual somente o paciente percebe o odor, embora os exames clínicos provem o contrário. Geralmente, recebe tratamento para um mau hálito real. Para esses pacientes, passar confiança e dar novas garantias com base em escores clínicos analíticos e aconselhamento pode ser suficiente.

A halitofobia ou halitose psicossomática é uma doença psicossomática, em que não há produção de odor bucal desagradável. Em pacientes sem mau hálito, mas que apresentam alguma condição psicológica concomitante, deve ser considerado o diagnóstico de halitose psicossomática. Os pacientes afetados pela halitose psicossomática nunca desejam consultar um psicólogo especialista, pois não conseguem reconhecer sua própria condição psicossomática. Do mesmo modo, para eles nunca há dúvida de que seu hálito possui um odor desagradável.

Algumas condições relatadas na literatura médica descrevem esse desvio da percepção sensorial normal:

- *Euosmia:* olfação normal, odor agradável persistente.
- *Parosmia (parosfresia):* deturpação do sentido normal do olfato, em geral, mas nem sempre, para odores desagradáveis que não existem.
- *Cacosmia:* percepção subjetiva e constante de um odor desagradável, distintamente putrefativo, seja real ou imaginário. Uma variante da parosmia.
- *Disosmia:* perturbação do sentido do olfato, geralmente por disfunção.
- *Hiperosmia:* aumento da sensibilidade subjetiva a odores.
- *Hipereuosmia:* incapacidade de diferenciar maus odores de aromas agradáveis, sendo a percepção geralmente agradável.

Nessas condições, faz-se necessária a opinião e o encaminhamento para o especialista em questão. É necessário excluir todas as doenças e condições possíveis antes de encaminhar o paciente para tratamento psiquiátrico da halitose psicossomática.

REFERÊNCIAS BIBLIOGRÁFICAS

1. Tseng WS. Halitosis: could it be a predictor of stroke? *Med Hypotheses* 2014 Mar.;82(3):3357.
2. Sooklal S, Sohagia A. Undigested food on awakening with persistent halitosis. *BMJ Case Rep* 2014 June 9;2014.
3. Ross BM, Dadgostar N, Bloom M et al. The analysis of oral air using selected ion floutube mass spectrometry in persons with and without a history of oral malodour. *Int J Dent Hygiene* 2009;7:136-43.
4. Seemann R, Conceicao MD, Filippi A et al. Halitosis management by the general dental practitioner — Results of an international consensus workshop. *J Breath Res* 2014 Mar.;8(1):017101.
5. Bollen CML, Beikler T. Halitosis: the multidisciplinary approach. *Int J Oral Sci* 2012;4:55-63.
6. Aydin M, Harvey-Woodworth CN. Halitosis: a new definition and classification. *Br Dent J* 2014 July 11;217(1):E1.
7. Nir S, Rosenberg M. *Breath odors: origin, diagnosis, and management*. Heidelberg: Springer, 2011.
8. Loesche WJ, Kazor, C. Microbiology and treatment of halitosis. *Periodontology 2000* 2002;28:256-79.
9. Basic A, Dahlén G. Hydrogen sulfide production from subgingival plaque samples. *Anaerobe* 2014 Sept. 30.
10. Ma Z, Bi Q, Wang Y. Hydrogen sulfide accelerates cell cycle progression inoral squamous cell carcinoma cell lines. *Oral Dis* 2014 Mar. 3.
11. Hibino K, Wong RW, Hägg U et al. The effects of orthodontic appliances on Candida in the human mouth. *Int J Paediatr Dent* 2009 Sept.;19(5):301-8.
12. Tangerman A, Winkel EG. Extra-oral halitosis: an overview. *J Breath Res* 2010 Mar.;4(1):017003.
13. Spanel P, Dryahina K, Smith D. The concentration distributions of some metabolites in the exhaled breath of young adults. *J Breath Res* 2007.
14. Mitchell SC. Trimethylaminuria (fish-odour syndrome) and oral malodour. *Oral Dis* 2005;11(Suppl 1):10-3, review.
15. Greenman J, Spencer P, McKenzie C et al. In vitro models for oral malodor. *Oral Dis* 2005;11(Suppl 1):14-23.

REFERÊNCIAS BIBLIOGRÁFICAS

16. Phillips M, Sabas M, Greenberg J. Increased pentane and carbon disulfide in the breath of patients with schizophrenia. *J Clin Pathol* 1993 Sept.;46(9):861-4. Erratum in: *J Clin Pathol* 1994 Sept.;47(9):870.
17. Kleinberg I, Westbay G. Oral malodor. *Crit Rev Oral Biol Med* 1990;1(4):247-59.
18. Wojicicki CJ, Harper DS, Robinson PJ. Differences in periodontal disease associated microorganisms of gingival plaque in prepubertal, pubertal and postpubertal children. *J Periodontol* 1986;58:219-23.
19. Costerton JW, Stewart PS, Greenberg EP. Bacterial biofilms: a common cause of persistent infections. *Science* 1999 May 21;284(5418):1318-22.
20. Silvestri L, Weir I, Gregori D et al. Effectiveness of oral chlorhexidine on nosocomial pneumonia, causative microorganisms and mortality in critically ill patients: a systematic review and meta-analysis. *Minerva Anestesiol* 2014;80:805-20.
21. Krespi YP, Kizhner V. Laser tonsil cryptolysis: in-office 500 cases review. *Am J Otolaryngol* 2013 Sept.-Oct.;34(5):420-24.
22. Faigenblum MJ. The denture box. An aid to denture hygiene. *Br Dent J* 2015 Jan. 9;218(1):9-12.
23. Smith D, Spanel P, Davies S. Trace gases in breath of healthy volunteers when fasting and after a protein-calorie meal: a preliminary study. *J Appl Physiol* 1999 Nov.;87(5):1584-8.
24. Amerongen AV, Bolscher JG, Veerman EC. Salivary mucins: protective functions in relation to their diversity. *Glycobiology* 1995 Dec.;5(8):733-40.
25. Rostoka D, Kroiea J, Reinis A et al. The Role of oral anaerobic bacteria and influence of social and health factors in halitosis. Anaerobic bacteria and influence of social and health factors in halitosis aetiology proceedings of the lativian academy of sciences. Section B, 2011;65(3/4), (674/675):102-9.
26. Wåler SM. On the transformation of sulfur-containing amino acids and peptides to volatile sulfur compounds (VSC) in the human mouth. *Eur J Oral Sci* 1997 Oct.;105(5 Pt 2):534-37.
27. Koshimune S, Awano S, Gohara K et al. Low salivary flow and volatile sulfur compounds in mouth air. *Oral Surg Oral Med Oral PatholOral Radiol Endod* 2003 July;96(1):38-41.
28. Aydin M. *Halitosis*. Istambul: Nobel Medical, 2008.
29. Su N, Marek CL, Ching V et al. Caries prevention for patients with drymouth. *J Can Dent Assoc* 2011;77.
30. Sudhir Kumar Pandey, Ki-Hyun Kim. Human body-odor components and their determination. *Trends in Analytical Chemistry* 2011;30(5):127.
31. Linz B, Windsor HM, Gajewski JP et al. Helicobacter pylori genomic microevolution during naturally occurring transmission between adults. *PLoS One* 2013 Dec.10;8(12):e82187.
32. Iwanicka-Grzegorek E, Kepa J, Lipkowska E et al. Is transmission of bacteria that cause halitosis from pets to humans possible? *Oral Dis* 2005;11 (Suppl 1):96-97.

REFERÊNCIAS BIBLIOGRÁFICAS

33. Figueiredo LC, Feres M, Salvador SL. Halitosis and periodontal disease in subjects with mental disabilities. *Oral Dis* 2005;11(Suppl 1):83-85.
34. Ciçek Y, Arabaci T, Canakçi CF. Evaluation of oral malodour in leftandright-handed individuals. *Laterality* 2010 May;15(3):317-26.
35. Van Tornout M, Dadamio J, Coucke W et al. Tongue coating: relatedfactors. *J Clin Periodontol* 2013 Feb.;40(2):180-85.
36. Nalçaci R, Sönmez IS. Evaluation of oral malodor in children. *Oral Surg Oral Med Oral Pathol Oral Radiol Endod* 2008 Sept.;106(3):384-88.
37. Turner C, Spanel P, Smith D. A longitudinal study of ammonia, acetone and propanol in the exhaled breath of 30 subjects using selected ion flow tube mas spectrometry, SIFT-MS. *Physiol Meas* 2006 Apr.;27(4):321-37.
38. Meurman JH. Functional foods/ingredients and oral mucosal diseases. *Eur J Nutr* 2012 July;51(Suppl 2):S31-38.
39. Smith D, Wang T, Spanel P et al. The increase of breath ammonia induced by niacin ingestion quantified by selected ion flow tube mass spectrometry. *Physiol Meas* 2006 June;27(6):437-44.
40. Bradshaw DJ, McKee AS, Marsh PD. Effects of carbohydrate pulses and pH on population shifts within oral microbial communities in vitro. *J Dent Res* 1989 Sept.;68(9):1298-302.
41. Quimby G, Sullivan JJ. Allium chemistry: natural abundance of organo selenium compounds from garlic, onion and related plants and in human garlic breath. *Pure & Appl Chem* 1996;68(4):937-44.
42. Franklin D. Good bacteria for bad breath. *Sci Am* 2013 May;308(5):30, 32.
43. Hansanugrum A, Barringer SA. Effect of milk on the deodorization of malodor ousbreath after garlic ingestion. *J Food Sci* 2010 Aug. 1;75(6):C549-58.
44. Van den Velde S, Nevens F, Van Hee P et al. GC-MSanalysis of breath odor compounds in liver patients. *J Chromatogr B AnalytTechnol Biomed Life Sci* 2008 Nov. 15;875(2):344-48.
45. Gov Y, Sterer N, Rosenberg M. In vitro effect of coffee on oral malodor-related parameters. *J Breath Res* 2010 June;4(2):026004.
46. Brook I. The impact of smoking on oral and nasopharyngeal bacterial flora. *J Dent Res* 2011 June;90(6):704-10.
47. Eriksson A. Molecular properties and odour. Effects of substituents on pyridine and pyridine odour. *J Theoretical Biology* 1981 June 21;90(4,):477-86.
48. Shimizu M, Cashman JR, Yamazaki H. Transient trimethylaminuria related to menstruation. *BMC Med Genet* 2007 Jan. 27;8:2.
49. Bondonno CP, Liu AH, Croft KD et al. Antibacterial mouthwash blunts oral nitrate reduction and increases blood pressure in treated hypertensive men and women. *Am J Hypertens* 2014 Oct. 30.
50. Georgalas C. The role of the nose in snoring and obstructive sleep apnoea: an update. *Eur Arch Otorhinolaryngol* 2011 Sept.;268(9):1365-733.
51. Sterk PJ, Fens N, Carpagnano GE. Wake-up call by breathomics in sleep apnoea. *Eur Respir J* 2013 July;42(1):1-4.

REFERÊNCIAS BIBLIOGRÁFICAS

52. Kunos L, Bikov A, Lazar Z *et al.* Evening and morning exhaled volatile compound patterns are different in obstructive sleep apnoea assessed with electronic nose. *Sleep Breath* 2015 Mar.;19(1):247-53.
53. Cazzolla AP, Campisi G, Lacaita GM *et al.* Changes in pharyngeal aerobic microflora in oral breathers after palatal rapid expansion. *BMC Oral Health* 2006 Jan. 21;6:2.
54. Motta LJ, Bachiega JC, Guedes CC *et al.* Association between halitosis and mouth breathing in children. *Clinics* (Sao Paulo) 2011;66(6):939-42.
55. Altundag A, Cayonu M, Kayabasoglu G *et al.* The evaluation of olfactory function in individuals with chronic halitosis. *Chem Senses* 2015 Jan.;40(1):47-51.
56. Seeman R, Bizhang M, Djamchidi C *et al.* The proportion of pseudo-halitosis patients in a multidisciplinary breath malodour consultation. *Int Dent J* 2006 Apr.;56(2):77-81.
57. Falcão DP, Vieira CN, Batista de Amorim RF. Breaking paradigms: a new definition for halitosis in the context of pseudo-halitosis and halitophobia. *J Breath Res* 2012 Mar.;6(1):017105.213214.
58. Hummel T, Antje Welge-Lüssen. Taste and smell: an update. Basel: Karger, 2006.
59. Quirynen M, Dadamio J, Van den Velde S *et al.* Characteristics of 2000 patients who visited a halitosisclinic. *J Clin Periodontol* 2009 Nov.;36(11):970-75.
60. Richter VJ, Tonzetich J. The application of instrumental techniche for the evaluation of odoriferous volatiles from saliva and breath. *Arch Oral Biol* 1964 Jan.-Feb.;9:47-54.
61. Van den Velde S, van Steenberghe D, Van Hee P *et al.* Detection of odorous compounds in breath. *J Dent Res* 2009 Mar.;88(3):285-89.
62. Yaegaki K. Advances in breath odor research: re-evaluation and newly-arising sciences. *J Breath Res* 2012 Mar.;6(1):010201.
63. Dadamio J, Laleman I, De Geest S *et al.* Usefulness of a new malodour-compound detection portable device in oral malodour diagnosis. *J Breath Res* 2013 Dec.;7(4):046005.
64. Patel H. Biological olfaction. In: *The electronic nose: artificial olfaction technology, biological and medical physics, biomedical engineering*. India: Springer, 2014. p. 65.
65. Van den Broek AM, Feenstra L, de Baat CJ. A review of the current literature on aetiology and measurement methods of halitosis. *Dent* 2007 Aug.;35(8):627-35.
66. Rosenberg M, Geleruter I, Barki M. Day-long reduction of oral malodor by a two-phase oil: water mouthrinse as compared to chlorhexidine and placebo rinses. *J Periodontal* 1992;63:39-43.
67. Ferguson M, Aydin M, Mickel J. Halitosis and the tonsils: a review of management. *Otolaryngol Head Neck Surg* 2014 Oct.;151(4):567-74.

REFERÊNCIAS BIBLIOGRÁFICAS

68. Outhouse TL, Fedorowicz Z, Keenan JV et al. A Cochrane systematic review finds tongue scrapers have short-term efficacy in controlling halitosis. *Gen Dent* 2006 Sept.-Oct.;54(5):352-59; 360, 367-68.
69. Amano K, Miyake K, Borke JL et al. Breaking biological barriers with a toothbrush. *J Dental Res* 2007;86:769-74/24.
70. Kostka E, Wittekindt C, Guntinas-Lichius O. Tongue coating, mouth odor, gustatory sense disorder – earlier and new treatment options by means of tongue scraper. *Laryngorhinootologie* 2008 Aug.;87(8):546-45.
71. Eveson JW, MacDonald DG. Hamster tongue carcinogenesis. I. Characteristics of the experimental model. *J Oral Pathol* 1981 Oct.;10(5):322-31.
72. Redmond AM, Meiklejohn C, Kidd TJ et al. Endocarditis after use of tongue scraper. *Emerg Infect Dis* 2007 Sept.;13(9):1440-41.
73. Danser MM, Gómez SM, Van der Weijden GA. Tongue coating and tongue brushing: aliterature review. *Int J Dent Hyg* 2003 Aug.;1(3):151-58. Review.
74. Fine DH. Listerine: past, present and future — a test of thyme. Dent 2010 June;38(Suppl 1):S2-5.
75. Barkvoll P, Rolla G, Svendsen K. Interaction between chlorhexidine digluconate and sodium lauryl sulfate in vivo. *J Clin Periodontol* 1989 Oct.;16(9):593-95.
76. Mackenzie IC, Nuki K, Löe H et al. Two years oral use of chlorhexidinein man. V. Effects on stratum corneum of oral mucosa. *J Periodontal Res* 1976 June;11(3):165-71.
77. Govoni M, Jansson EA, Weitzberg E et al. The increase in plasma nitrite after a dietary nitrate load is markedly attenuated by an antibacterial mouth wash. *Nitric Oxide* 2008 Dec.;19(4):333.
78. Lisante TA, McGuire JA, Williams KP. The staining potential of various currently marketed mouthrinses. *J Clin Dent* 2013;24(1):5-11.
79. Liu J, Ling JQ, Wu CD. Cetylpyridinium chloride suppresses gene expression associated with halitosis. *Arch Oral Biol* 2013 Nov.;58(11):1686-91.
80. Geypens B, Claus D, Evenepoel P et al. Influence of dietary protein supplements on the formation of bacterial metabolites in the colon. *Gut* 1997 July;41(1):70-76.
81. Cherednichenko G, Zhang R, Bannister RA et al. Triclosan impairs excitation-contraction coupling and Ca2+ dynamics in striated muscle. *Proc Natl Acad Sci USA* 2012 Aug. 28;109(35):141-58.
82. Cullinan MP, Palmer JE, Carle AD et al. Theinfluence of a triclosan tooth paste on adverse events in patients with cardiovascular disease over 5-years. *Sci Total Environ* 2015 Mar. 1;508:546-52.
83. Miguel MG. Antioxidant and anti-inflammatory activities of essential oils: ashort review. *Molecules* 2010 Dec. 15;15(12):9252-87.
84. Drake D, Villhauer AL. An in vitro comparative study determining bactericidal activity of stabilized chlorine dioxide and other oral rinses. *J Clin Dent* 2011;22(1):1-5.

REFERÊNCIAS BIBLIOGRÁFICAS

85. Smith D, Wang T, Pysanenko A et al. A *select edition* on flow tube mass spectrometry study of ammonia inmouth – and nose-exhaled breath and in the oral cavity rapid commun. *Mass Spectrom* 2008;22:783-89.
86. Gandini S, Negri E, Boffetta P et al. Mouthwash and oral cancer risk quantitative meta-analysis of epidemiologic studies. *Ann Agric Environ Med* 2012;19(2):173-80.
87. Alqumber MA, Arafa KA. Site-specific mouth rinsing can improve oral odor by altering bacterial counts. Blind crossover clinical study. *Saudi Med J* 2014 Nov.;35(11):1412-16.
88. Iida J, Kudo T, Shimada K et al. Investigation of the safety of topical metronidazole from apharmacokinetic perspective. *Biol Pharm Bull* 2013;36(1):89-95.
89. Liu PF, Huang IF, Shu CW et al. Halitosis vaccines targeting FomA, abiofilm-bridging protein of fusobacteria nucleatum. *Curr Mol Med* 2013 Sept.;13(8):1358-67.
90. Borody TJ, Brandt LJ, Paramsothy S. Therapeutic fecal microbiota transplantation: current status and future developments. *Curr Opin Gastroenterol* 2014 Jan.;30(1):97-105.
91. Carpenter G. Dry Mouth: a clinical guide on causes, effects and treatments. Berlin: Springer, 2015.
92. Ruhle KH, Franke KJ, Domanski U et al. Quality of life, compliance, sleep and nasopharyngeal side effects during CPAP therapy with and without controlledheated humidification. *Sleep Breath* 2011 Sept.;15(3):479-85.
93. Sasportas LS, Hosford DN, Sodini MA et al. Cost-effectiveness landscape analysis of treatments addressing xerostomia in patients receiving head and neck radiation therapy. *Oral Surg Oral Med Oral Pathol Oral Radiol* 2013;116:e37-51.
94. Brimhall J, Jhaveri MA, Yepes JF. Efficacy of cevimeline vs. pilocarpine in the secretion of saliva: a pilot study. *Spec Care Dentist* 2013 May-June;33(3):123-27.
95. Abdolhosein Moghbel A, Farjzadeh A, Aghel N et al. The effect of green tea on prevention of mouth bacterial infection, halitosis, and plaque formation on teeth. *Iranian J Toxicol* 2011 Autumn;5(14).
96. Burton JP, Chilcott CN, Moore CJ, et al. A preliminary study ofthe effect of probiotic Streptococcus salivarius K12 on oral malodour parameters. *J Appl Microbiol.* 2006 Apr;100(4):754-64.
97. De Luca-Monasterios F, Chimenos-Küstner E, López-López J. Effect of chewing gum on halitosis. *Med Clin* (Barc) 2014 Feb. 19.
98. Brook I, Frazier EH, Foote PA. Microbiology of chronic maxillary sinusitis: comparison between specimens obtained by sinus endoscopy and by surgical drainage. *J Med Microbiol* 1997 May;46(5):430.
99. Brook I. Aerobic and anaerobic bacterial flora of normal maxillary sinuses. *Laryngoscope* 1981 Mar.;91(3):372-76.
100. Sobin J, Engquist S, Nord CE. Bacteriology of the maxillary sinus in healthy volunteers. *Scand J Infect Dis* 1992;24(5):633-35.

REFERÊNCIAS BIBLIOGRÁFICAS

101. Shivakumar T, Sambandan AP. Retrospective analysis of the effectiveness offunctional endoscopic sinus surgery in the treatment of adult chronic rhinisinusitis refractory to medical treatment. *Indian J Otolaryngol Head NeckSurg* 2011 Oct.;63(4):321-24.
102. Horvath G, Järverud GA, Järverud S *et al.* Human ovarian carcinomas detected by specific odor. *Integr Cancer Ther* 2008 June;7(2):76-80.
103. Har-El G, Josephson JS. Infectious mononucleosis complicated by lingual tonsillitis. *J Laryngol Otol* 1990 Aug.;104(8):651-53.
104. Lawson RA, Carroll K. Delayed halitosis-a rare cause. *Postgrad Med J* 1982 Jan.;58(675):52.
105. Talebian A, Tazhibi M, Semyari H *et al.* Clinical evaluation of 222 Iranian patients with halitosis. *J Breath Res* 2008 Mar.;2(1):0170152.
106. Stoodley P, Debeer D, Longwell M *et al.* Tonsillolith: not just a stone but a living biofilm. *Otolaryngol Head Neck Surg* 2009 Sept.;141(3):316-21.
107. Takahashi A, Sugawara C, Kudoh T *et al.* Prevalence and imaging characteristics of palatine tonsilloliths detected by CTin 2,873 consecutive patients. *Sci World J* 2014;2014:940-960.
108. Tsuneishi M, Yamamoto T, Kokeguchi S *et al.* Composition of the bacterial flora in tonsilloliths. *Microbes Infect* 2006 Aug.;8(9-10):2384-89.
109. Tanabe S, Grenier D. Characterization of volatile sulfur compound production by Solobacterium moorei. *Arch Oral Biol* 2012 Dec.;57(12):1639-43.
110. Kislig K, Wilder Smith CH, Bornstein MM *et al.* Halitosis and tongue coating in patients with erosive gastroesophageal reflux disease versus non erosive gastroesophageal reflux disease. *Clin Oral Invest* 2013;17:159-65.
111. Gudmundsson K, Kristleifsson G, Theodors A *et al.* Tooth erosion, gastroesophageal reflux, and salivary buffer capacity. *OralSurg Oral Med Oral Pathol Oral Radiol Endod* 1995;79:185-89.
112. Lee HJ, Kim HM, Kim N *et al.* Association between halitosis diagnosed by a questionnaire and halimeter and symptoms of gastroesophageal reflux disease. *J Neurogastroenterol Motil* 2014 Oct. 30;20(4):483-90.
113. Tangerman A, Winkel EG, de Laat L *et al.* Halitosis and Helicobacter pylori infection. *J Breath Res* 2012;6:017-102.
114. Harvey-Woodworth CN. Dimethylsulphidemia: the significance of dimethylsulphide in extra-oral, blood borne halitosis. *Br Dent J* 2013 Apr.;214(7):E20.
115. Spanìl P, Dryahina K, Rejšková A *et al.* Breath acetone concentration; biological variability and the influence of diet. *Physiol Meas* 2011 Aug.;32(8):N23-31.
116. Tangerman A, Winkel EG. Intra- and extra-oral halitosis: finding of a new form o extra-oral blood-borne halitosis caused by dimethyl sulphide. *J Clin Periodontol* 2007 Sept.;34(9):748-55.
117. Blumenthal I, Lealman GT, Franklyn PP. Fracture of the femur, fish odour, and copper deficiency in a preterm infant. *Arch Dis Child* 1980 Mar.;55(3):229-31.

REFERÊNCIAS BIBLIOGRÁFICAS

118. Felix P, Puthi V, Aslam M. My child has smelly urine. *Pediatr Nephrol* 2012 July;27(7):1087, 1089-90.
119. Nakano Y, Yoshimura M, Koga T. Correlation between oral malodor and periodontal bacteria. *Microbes Infect* 2002 May;4(6):679-83.
120. Ibua E, Bhat R. Self-perception of Breath Odour. *JADA* 2001;132:621-26.
121. Coil JM, Yaegaki K. Treatment Needs (TN) and practical remedies for halitosis. *Int Dental J* 2002;52:187-91.
122. Rainer S, Mozhgan BH. Effectiveness of mechanical tongue cleaning on oral microflora and production of volatile sulphur compounds. *J Am Dent Assoc* 2001;82:1263-67.
123. Furue J, Majms G, Lenton P. Comparison of volatile sulphur compound concentrations measured with a sulphide detector vs gas chromatography. *J Dent Res* 2002;140-43.
124. Preti G, Clark L, Cowart BJ. Non oral etiologies of oral malodor. *J Periodontal* 1992;63:791-96.
125. Quirynen M. In vitro volatile sulphur compound and production of oral bacteria in different culture media. *Quintessence Int* 1999;30:351-56.
126. T Gokdogan O, Catli T, Ileri F. Halitosis in otorhinolaryngology practice. *Iran J Otorhinolaryngol* 2015 Mar.;27(79):145-53.
127. Rio AC, Franchi-Teixeira AR, Nicola EM. Relationship between the presence oftonsilloliths and halitosis in patients with chronic caseous tonsillitis. *Br Dent J* 2008 Jan. 26;204(2):E4.
128. Ratcliff PA, Johnson PW. The relationship between oral malodor, gingivitis and periodontitis: a review. *J Periodontol* 1997;70:485-89.
129. Morita M, Wang HL. Association between oral malodor and adult periodontitis: a review. *J Clin Periodontal* 2001;28:813-19.
130. Yaegaki K, Sanadi K. Volatile sulphur compounds in mouth air from clinically healthy subjects and patients with periodontitis. *J Periodont Res* 1992;27:233-38.
131. Kozlovsky D. Correlation between the BANA test and oral malodor parameters. *J Dent Res* 1994 May;73(5):1036-42.
132. Gagari E, Kabani S. Adverse effects of mouthwash use. *Oral Surg Oral Med Oral Pathol Oral Radiol Endod* 1995;80:432-39.
133. Young A. Effects of metal salts on the oral production of Volatile sulphide containing compounds (VSC). *J Clin Periodontal* 2001;28:776-81.
134. Ainono J, Nieminen A. Optimal dosage of chlorhexidine acetate in chewing gum. *J Clin Periodontal* 1990;17:729-33.
135. Yaegaki K, Coil JM. Clinical dilemma posed by patients with psychosomatic halitosis. *Quintessence Int*. 1999;30:328-33.
136. Nancy E. Rawson Cell and molecular biology of olfaction. *Quintessence Int* 1999;30:335-41.

ÍNDICE REMISSIVO

Entradas acompanhadas por um **q** indicam Quadros.

A

Abordagens não farmacológicas, 59
Acetona, 11
   definição da, 11
   produção, 11
Ácido(s)
   graxos
      voláteis, 11
   lático, 16
Actinomyces naeslundii, 10
Água oxigenada, 45
Álcool etílico, 27
Aldeídos, 11
   definição de, 11
Allium sativum, 26
Aparelhos ortodônticos, 24

B

Bicarbonato de sódio, 45, 104
Biofilmes
   na mucosa oral, 18
Bioquímica
   da halitose, 7
Bolsa periodontal, 19

C

Cadaverina, 10
Café
   e halitose, 28
Candida albicans, 29
Carbono
   dissulfeto de, 11
Cetilperidíneo, 44
Cevimeline, 53
Ciclo menstrual
   e halitose, 30

Cisteamina, 84
Cisto de Tornwald, 64
Clorexidina, 42, 102
   biocidas, 42
   efeitos adversos, 43
Compostos
   nitrogenados, 10
   voláteis sulforosos, 8
Cromatografia, 35

D

Dentaduras, 47
Dialister, 22
Dieta
   e halitose, 25
Dimetilsulfeto, 10
Dióxido de cloro, 45, 104
Dissulfiram, 84
Divertículo de Zenker, 65

E

Enxaguatórios bucais, 101
Enzimas proteolíticas
   no controle da halitose, 56
Escala organoléptica, 37
Esôfago
   halitose e, 65

F

Faringe e laringe, 64
Fenda de Rathke, 64
Fetor oris, 16, 19, 23, 31
Fitoquímicos
   no controle da halitose, 55
Fusobacterium, 22, 47

ÍNDICE REMISSIVO

G
Gases
  odoríferos, 22
  sulforosos, 10, 26
Gengivite
  e halitose, 95
Glândula(s)
  sublingual, 21
  submandibular, 21
  salivares, 21

H
Haemophilus influenzae, 69
Halimeter, 91
Halitofobia
  tratamento da, 109
Halitose
  álcool etílico, 27
  bioquímica da, 7
  café, 28
  ciclo menstrual, 30
  dieta, 25
  e o cirurgião dentista, 89
    causas diversas, 96
    doenças orais, 91
    dorso da língua
      exame do, 96
      papel do, 95
    enxaguatórios bucais, 101
    escovação dos dentes, 99
    exame no consultório, 89
    exame periodontal, 96
    gengivite, 95
    limpeza da língua, 101
    limpeza interdental, 100
    marcadores de risco, 97
    mensuração do nível, 90
    periodontite, 95
    placa oral e dentária, 92
    práticas de higiene bucal de rotina, 99
    problemas anatômicos, 89
    produção e liberação dos CSVs, 94
    tratamento, 98, 105
      efeitos da desinfecção da boca em
        pacientes com periodontite, 106
  extraoral
    hematogênica, 79
      alterações sistêmicas, 80
      alimentos, 84
      alterações hepáticas, 81
    medicamentos, 86
    metabolismo da glicose, 81
    metabolismo hepático e renal, 80
    trimetilaminúria, 84
    não hematogênica, 61
    nariz e seios paranasais, 61
    patológica, 108
  fisiológica
    tratamento da, 98
  fundamentos, 3
  gastroesofágica, 75
    estômago, 77
  habilidades e cognição, 32
  idade, 24
  intraoral, 13
    tratamento da, 39
      água oxigenada, 45
      bicarbonato de sódio, 45
      cetilperidíneo, 44
      clorexidina, 39
      dentaduras, 47
      dióxido de cloro, 45
      íons metálicos, 43
      óleos essenciais, 45
      triclosan, 44
  introdução, 1
  mensuração da, 33
    fatores associados, **34q**
    nutrientes, fatores locais, sistêmicos e
      estilo de vida, 23
    outros fatores, 32
  patológica intraoral, 97
    tratamento da, 105
  respiração oral, 31
  ronco e distúrbios respiratórios
    associados, 30
  tabagismo, 29
  tipos de, **4f**, 5
  tonsilas palatinas e a, 69
  transmissão bacteriana, 32
Helicobacter pylori, 10, 30, 75, 78
Hidrogênio
  sulfeto de, 8

I
Íons metálicos, 43, 103
  ação dos, 43
Inulina, 60

ÍNDICE REMISSIVO

J
Jaborandi, 52
Jacobson
   nervo de, 71

L
Lactobacillus, 16, 26
Laser
   de diodo, 73

M
Medicina complementar
  e alternativa, 55
    enzimas proteolíticas, 56
    fitoquímicos, 55
    probióticos, 57
    própolis, 56
Metabólitos voláteis
  principais fatores envolvidos na
    produção dos, 15
    microbiota, 15
    saliva, 20
Metilmercaptana, 9, 20
Metronidazol, 46
Mucina salivar, 19

N
Nervo
  de Jacobson, 71

O
Óleos essenciais, 45

P
Pentalona, 11
Periodontite, 95
Placa oral
  e dentária, 92
Polissonografia, 31
Porphyromonas gingivalis, 16
Prevotella, 22, 30
Probióticos
  no controle da halitose, 57
Propanolol, 11
Própolis
  no controle da halitose, 56
Próteses dentárias, 19
Pseudo-halitose, 5, 33
  tratamento da, 109
Putrescina, 10

R
Rathke
  fenda de, 64
Refluxo gastroesofágico, 75
Rinite
  atrófica, 63
Rino-halitose, 61
Rinolitíase, 64
Rinossinusite, 62
  crônica, 62, 63
Ronco
  e halitose, 30

S
Saburra
  formação de, 23
  lingual, 23, 41
  remoção da, 10
  sublingual, 23
Saliva
  composição da, 20
  produção da, 21
Solobacterium moorei, 19, 76
Streptococcus salivarius, 15, 19
Sulfeto
  de hidrogênio, 8

T
Tabagismo
  e halitose, 29
Terapia fotodinâmica, 47
Tonsilas linguais, 65
Tonsilas palatinas
  e a halitose, 69
    diagnóstico, 69
    tratamento, 72
Tonsilectomia, 73
Tonsilolitíase, 72
Tornwald
  cisto de, 64
Treponema denticola, 16
Triclosan, 44, 103
Trimetilamina, 10
Trimetilaminúria, 84
  causas, 85
  definição, 85
  diagnóstico, 86
  formação, 85
  tratamento, 86

ÍNDICE REMISSIVO

U
Urease
　produção de, 10

V
Veillonella, 22
Vias aéreas inferiores
　microbioma das, 64

X
Xilitol, 60

X
Xerostomia
　e seu tratamento, 49
　　causas, 49
　　definição, 49
　　diagnóstico, 51
　　fatores associados, **50q**

Z
Zenker
　divertículo de, 65